Tôi đã được chữa lành: 50 lời tuyên bố về sự phục hồi hoàn toàn và sức khỏe thiêng liêng:

Bài suy ngẫm 21 ngày để phục hồi hoàn toàn

qua

Zacharias Godseagle ; Đại sứ Thứ Hai O. Ogbe ; Tiện nghi Ladi Ogbe

Table of Contents

Trang bản quyền

Xuất bản bởi:
Zacharias Godseagle & God's Eagle Ministries (GEM)
www.otakada.org

Trừ khi có ghi chú khác, các trích dẫn Kinh Thánh đều được lấy từ Kinh Thánh. Mọi tài liệu tham khảo Kinh Thánh đều được sử dụng cho mục đích giảng dạy, nghiên cứu và phát triển tâm linh theo nguyên tắc sử dụng hợp lý.

Cuốn sách này là một tác phẩm giảng dạy, suy ngẫm và diễn giải tâm linh. Những câu chuyện đời thực được sử dụng trong sách có thể bao gồm các nhân vật được ghép lại hoặc các chi tiết được điều chỉnh để bảo vệ quyền riêng tư, đồng thời vẫn giữ được sự thật và tác động.

Thiết kế bìa: "Đội ngũ sáng tạo God's Eagle"]

Được in tại Hoa Kỳ

Sự cống hiến

Bài suy ngẫm này được dành tặng cho tất cả những ai đang có đức tin để được chữa lành—
những người tin vào sự phục hồi, phục hồi, đổi mới và sự chạm đến siêu nhiên của Chúa.

Gửi đến những người mệt mỏi không chịu bỏ cuộc... Gửi đến những người mạnh mẽ vẫn tiếp tục cầu thay cho người khác... Gửi đến những người đau khổ kêu khóc trong im lặng... Gửi đến những chiến binh đang chiến đấu trong những trận chiến thầm kín của tinh thần, tâm hồn hoặc thể xác...
Nguyện những lời tuyên bố này trở thành sự sống cho xác thịt và sức mạnh cho xương cốt của bạn.

Tôi cũng dành tặng tác phẩm này cho mọi tín đồ hiểu rằng sự chữa lành không chỉ là một sự kiện mà còn là một hành trình - một hành trình hằng ngày cùng với Đấng Y sĩ vĩ đại, Đấng phục hồi, đổi mới và làm cho mọi vật trở nên mới mẻ.

Và cuối cùng, cuốn sách này được dành tặng cho Chúa Thánh Thần,
Đấng đã truyền cảm hứng cho mọi câu Kinh Thánh, mọi lời tuyên bố, mọi lời cầu nguyện và mọi lời hứa trong những trang sách này.

Xin Chúa được vinh quang
vì sự chữa lành đã bắt đầu, sự chữa lành đang diễn ra và sự chữa lành sẽ còn tiếp tục.

— Zacharias Godseagle , Đại sứ Thứ Hai O. Ogbe , Comfort Ladi Ogbe

Lời cảm ơn

Lòng biết ơn chân thành của tôi xin dâng lên Chúa **Thánh Linh** , Đấng Linh Hướng Thiêng Liêng, Đấng đã thổi sự sống vào từng lời tuyên bố và từng câu Kinh Thánh được chọn. Tiếng nói, sự dẫn dắt và gánh nặng của Ngài cho sự chữa lành và phục hồi dân Chúa đã định hình nội dung của bài suy ngẫm này từ đầu đến cuối.

Tôi xin chân thành cảm ơn những người cầu thay, anh chị em và cộng sự trung tín trên khắp các quốc gia đang miệt mài cầu nguyện mỗi ngày. Đức tin, chứng ngôn và lòng nhiệt thành không lay chuyển của các bạn đối với sự hiện diện của Chúa đã luôn là nguồn khích lệ và củng cố cho sứ mệnh chữa lành này.

Xin chân thành cảm ơn cộng đồng trực tuyến GEMs—trên WhatsApp, email, Facebook, LinkedIn, YouTube và các trang web mục vụ của chúng tôi—những người liên tục gửi yêu cầu cầu nguyện, lời chứng và gánh nặng. Các bạn chính là lý do cuốn sách này tồn tại.
Đức tin của các bạn lay động thiên đàng, và sự kiên cường của các bạn tỏa sáng như một chứng nhân cho quyền năng cứu rỗi của Chúa Giê-su Christ.

Tôi cũng xin gửi lời cảm ơn đến tất cả các mục sư, bạn bè và gia đình đã khuyến khích sự phát triển của công việc này. Những lời cầu nguyện, phản hồi và tình yêu thương của các bạn đã tiếp thêm sức mạnh cho đôi tay tôi.

đều hướng về **Cha của ánh sáng** , Đấng ban phát mọi ân huệ tốt lành và trọn vẹn.

Nguyện xin bài suy ngẫm này thu hút nhiều người đến với sự chữa lành, sự trọn vẹn và bước đi sâu sắc hơn với Chúa.

Về Tôi Được Chữa Lành: 50 Lời Tuyên Bố cho Sự Phục Hồi Hoàn Toàn & Sức Khỏe Thiêng Liêng:

Bài suy ngẫm 21 ngày để phục hồi hoàn toàn

Bạn đã sẵn sàng để trải nghiệm sự chữa lành toàn diện về tinh thần, tâm hồn và thể xác chưa?

TÔI ĐƯỢC CHỮA LÀNH là một chương trình cầu nguyện kéo dài 21 ngày giúp biến đổi cuộc sống dựa trên **50 lời tuyên bố tiên tri, 100 câu Kinh thánh chữa lành đầy đủ và những lời cầu nguyện mạnh mẽ hàng ngày** được thiết kế để đưa toàn bộ con người bạn phù hợp với sức khỏe siêu nhiên mà Chúa dành cho bạn.
Cho dù bạn đang phải chiến đấu với bệnh tật về thể xác, vết thương tình cảm, kiệt sức về tinh thần, áp bức về mặt tinh thần hay những khuôn mẫu lâu đời của thế hệ, thì bài viết sùng đạo này sẽ hướng dẫn bạn từng bước đến **trạng thái mới của sức mạnh thiêng liêng, sự sáng suốt, bình yên và trọn vẹn** .
Thông qua những lời răn dạy hằng ngày bắt nguồn từ Kinh Thánh, mỗi trang sách sẽ kích hoạt giao ước chữa lành mà Chúa Kitô đã hứa ban cho bạn. Bạn sẽ nói lời sống động trên thân thể mình, sự phục hồi trên tâm hồn mình, và quyền năng phục sinh trên mọi khía cạnh yếu đuối hoặc đang chết dần chết mòn trong vận mệnh của bạn. Bài suy ngẫm này không chỉ đơn thuần là đọc—mà còn là *dấn thân* , *tuyên bố* và *trải nghiệm* .

Bên trong bạn sẽ tìm thấy:

50 lời tuyên bố chữa lành mạnh mẽ hàng ngày
Mỗi cuốn sách được viết theo thẩm quyền tiên tri của người thứ nhất để giúp bạn kiểm soát bầu không khí, điều chỉnh sức khỏe của bạn theo Thiên đường và phá vỡ chu kỳ bệnh tật.
100 câu Kinh Thánh NKJV đầy đủ
Mỗi lời tuyên bố đều bắt nguồn từ hai câu Kinh thánh hoàn chỉnh, mở đầu bằng câu *"Có lời chép rằng…"* để neo giữ đức tin của bạn vào Lời vĩnh cửu của Chúa.
Lời cầu nguyện chữa lành hàng ngày
Hãy cầu nguyện về những điều bạn đã tuyên bố và niêm phong mỗi ngày bằng sự khẳng định được Thánh Linh trao quyền.
Chủ đề bao gồm:

- Sự chữa lành và giải thoát về mặt tinh thần
- Phục hồi cảm xúc và đổi mới tâm hồn
- Sức sống thể chất, sức mạnh và sự tái sinh
- Hệ thần kinh và sức khỏe tinh thần
- Chữa lành tim, máu, hệ thống miễn dịch và các cơ quan
- Thoát khỏi bệnh mãn tính và bệnh truyền qua nhiều thế hệ
- Sự bình an thiêng liêng, năng lượng, giấc ngủ và tuổi thọ
- Hoàn toàn phù hợp với kế hoạch chăm sóc sức khỏe hoàn hảo của Chúa

Tại sao sự sùng kính này có hiệu quả:
Lời Chúa sống động, hữu hiệu, và có khả năng tái tạo, phục hồi và đổi mới bất cứ điều gì đổ vỡ. Khi bạn đọc Kinh Thánh—không phải một cách hời hợt, mà bằng sự lặp lại có chủ đích hàng ngày—toàn bộ con người bạn bắt đầu đáp lại mệnh lệnh thiêng liêng của tiếng nói Chúa.

Những tuyên bố hàng ngày này nhắm đến **mọi khía cạnh của sức khỏe** , tạo nên trải nghiệm chữa lành toàn diện. Dù bạn đọc trong 21 ngày, 50 ngày hay liên tục trong suốt cả năm, kết quả đều mang tính tích lũy và chuyển hóa.

Bài suy ngẫm này dành cho bạn nếu:

- Bạn mong muốn được chữa lành trong cơ thể mình
- Bạn cảm thấy kiệt quệ về mặt cảm xúc hoặc tinh thần
- Bạn cần một sự thiết lập lại về mặt tinh thần
- Bạn đang chiến đấu với bệnh tật lâu dài
- Bạn muốn củng cố đức tin của mình
- Bạn mong muốn bước đi trong sức khỏe thiêng liêng liên tục
- Bạn đang cầu thay cho người mà bạn yêu
- Bạn muốn nghe, nói và tin Lời Chúa với thẩm quyền lớn hơn

Cuốn sách này không chỉ là lời động viên mà còn là **công cụ tâm linh** , **phương tiện chữa lành** và là **cẩm nang kích hoạt đức tin** .

Khi bạn đọc những tuyên bố này, hãy lưu ý:

- Sức mạnh mới
- Sự phục hồi siêu nhiên
- Cân bằng cảm xúc
- Sự minh mẫn về tinh thần
- Tự do khỏi nỗi sợ hãi
- Phục hồi thể chất
- Sức sống và năng lượng mới
- Một cảm giác mục đích được hồi sinh
- Gặp gỡ sự hiện diện chữa lành của Chúa

TÔI ĐƯỢC CHỮA LÀNH chính là lộ trình dẫn bạn đến cuộc sống sung mãn mà Chúa Kitô đã hứa.

Hãy nói điều đó mỗi ngày. Hãy tin sâu sắc vào điều đó. Và hãy trải nghiệm trọn vẹn điều đó.

Tóm tắt bìa sau

BẠN CÓ THỂ ĐƯỢC CHỮA LÀNH — VÀ LUÔN ĐƯỢC CHỮA LÀNH.
Hành trình phục hồi toàn diện của bạn bắt đầu từ đây.

Trong bài suy ngẫm mạnh mẽ kéo dài 21 ngày này, Đại sứ Monday O. Ogbe , Zacharias Godseagle và Comfort Ladi Ogbe hướng dẫn bạn qua 50 lời tuyên bố tiên tri, 100 câu thánh thư chữa lành và những lời cầu nguyện đầy đức tin được thiết kế để đánh thức sức mạnh chữa lành của Chúa trong mọi khía cạnh của cuộc sống bạn.

Cho dù bạn đang phải đối mặt với bệnh tật về thể xác, vết thương tình cảm, mệt mỏi về tinh thần hay những trận chiến tâm linh, những sắc lệnh hàng ngày này sẽ giúp bạn trỗi dậy với sức mạnh mới, sự minh mẫn, bình yên và sức sống thiêng liêng.

Hãy tuyên bố điều đó. Hãy tin vào điều đó. Hãy sống với điều đó.
Quá trình chữa lành của bạn đã bắt đầu rồi.

LỜI NÓI ĐẦU

Có những khoảnh khắc trong cuộc đời mỗi tín đồ khi Chúa đưa ra lời mời gọi thiêng liêng - lời mời gọi vươn lên, phục hồi, được phục hồi, và trải nghiệm trọn vẹn quyền năng chữa lành của Ngài. Bài suy ngẫm này là một lời mời gọi như vậy.

Trong nhiều năm, chúng ta đã cầu nguyện cho các quốc gia, chính phủ, cộng đồng và thân thể toàn cầu của Chúa Kitô. Nhưng trong mùa này, Đức Thánh Linh đã hướng dẫn rõ ràng chúng ta hướng nội — để chữa lành đời sống cá nhân của dân Chúa. Từ lời chỉ dẫn đó, hành trình 21 ngày này đã ra đời:

50 lời tuyên bố về sự phục hồi hoàn toàn và sức khỏe thiêng liêng.

Bài suy ngẫm này không phải là lý thuyết suông. Nó là một công cụ tâm linh.
Một vũ khí. Một cẩm nang cho sự chuyển hóa. Một hành trình đi vào ý định ban đầu của Chúa dành cho nhân loại — **sự trọn vẹn.**

Mỗi lời tuyên bố đều bắt nguồn từ Lời Chúa vĩnh cửu, được tạo ra để điều chỉnh lại tinh thần, đổi mới tâm trí, điều hòa cảm xúc và phục hồi thể chất. Kinh Thánh không chỉ được trích dẫn ở đây — mà còn được sử dụng như chính sức sống đổi mới người tin Chúa từ trong ra ngoài.

Nếu bạn cam kết thực hiện bài suy ngẫm này trong 21 ngày, nói những sự thật này trong cuộc sống của bạn bằng đức tin, bạn sẽ bắt đầu trải nghiệm:

- Một sự thay đổi trong bầu không khí tâm linh của bạn
- Sự đổi mới trong cảm xúc của bạn
- Sự tăng cường sức mạnh của cơ thể bạn
- Sự phục hồi của hy vọng và sự bình yên nội tâm
- Nhận thức sâu sắc hơn về sự hiện diện chữa lành của Chúa

Chữa lành không chỉ là một sự kiện — đó là một hành trình. Và với những lời tuyên bố này, bạn sắp bước vào một mùa phục hồi hoàn toàn.

Nguyện xin Thiên Chúa của mọi ân sủng ban sức mạnh cho bạn khi bạn bắt đầu cuộc biến đổi 21 ngày này.
Nguyện xin sự mặc khải trong những trang sách này thắp sáng đức tin của bạn. Nguyện xin sự chữa lành mau chóng xuất hiện. Nguyện lời chứng của bạn truyền cảm hứng cho nhiều người.

Shalom,

Bậc thầy

LỜI NÓI ĐẦU

Tôi đã được chữa lành: 50 lời tuyên bố để phục hồi hoàn toàn và có sức khỏe thiêng liêng **

Hành trình chữa lành không chỉ đơn thuần là thể chất—mà còn sâu sắc về mặt tâm linh, cảm xúc và sự biến đổi. Trong một thế giới đầy căng thẳng, bệnh tật, chấn thương, thất vọng và áp lực không ngừng , nhiều tín đồ thấy mình đang chiến đấu thầm lặng bên dưới bề mặt của những lời tuyên xưng đức tin. Tuy nhiên, Đức Chúa Trời, Đấng giàu lòng thương xót, vẫn tiếp tục kêu gọi con cái Ngài vào một cõi trọn vẹn sâu xa hơn— **một cõi mà Lời Ngài trở thành sự sống, ánh sáng, thuốc men và sự phục hồi cho toàn thể con người.**

Trong hơn **hai thập kỷ phục vụ** , tôi đã chứng kiến một chân lý giản dị:

thân thể đáp lại tiếng gọi của Thánh Linh, và Thánh Linh đáp lại Lời Chúa.

Khi Kinh Thánh không chỉ được đọc mà còn *được công bố* , *tin* và *áp dụng* , nó sẽ giải phóng quyền năng—chính quyền năng phục sinh đã khiến Chúa Giê-su sống lại từ cõi chết và ngự trị trong mỗi tín hữu.

Bài suy ngẫm này ra đời từ sự thúc giục thiêng liêng và niềm tin sâu sắc:

rằng Chúa mong muốn con cái Ngài trải nghiệm **sự chữa lành 360°** —

chữa lành trong tâm hồn, bình an trong tâm hồn, sức sống trong cơ thể và sức mạnh trong mục đích.

Trong suốt 21 ngày và 50 lần tuyên bố, bạn sẽ tham gia vào:

- **Toàn bộ Kinh Thánh được đọc to qua câu "Có lời chép rằng…"** —cùng một phương pháp mà Chúa Giê-su đã dùng để đánh bại kẻ thù

- **Những sắc lệnh tiên tri** kích hoạt quyền lực tâm linh
- **Những lời khẳng định chữa lành hàng ngày** được rút ra từ sự toàn vẹn của Lời Chúa
- **Làm mới những sự thật** định hình lại tư duy, kết nối lại cảm xúc và khôi phục hy vọng
- **Lời cầu nguyện kết** thúc mỗi ngày bằng đức tin và sự trông đợi

Bài suy ngẫm này không hề vội vàng. Nó là một hành trình, một sự tái thiết, một sự đắm chìm tâm linh. Hãy lặp lại những lời tuyên bố này mỗi ngày. Hãy để tâm trí bạn được kết nối. Hãy nói với niềm tin chắc chắn. Hãy để Lời Chúa từ môi miệng bạn thấm vào dòng máu, tế bào, suy nghĩ, cơ quan, cảm xúc và vận mệnh của bạn.

Cho dù bạn tin vào Chúa vì:

- Chữa lành thể chất
- Phục hồi cảm xúc
- Sự minh mẫn về tinh thần
- Sự đổi mới tâm linh
- Hoặc sức mạnh thần thánh cho cuộc hành trình phía trước

—cuốn sách này sẽ đóng vai trò là người bạn đồng hành hướng dẫn và là phương thuốc tinh thần.

Lời cầu nguyện của tôi là khi bạn trải nghiệm những lời tuyên bố này, bạn sẽ cảm nghiệm sự hiện diện chữa lành của Chúa một cách rõ ràng, không thể chối cãi. Nguyện xin mỗi câu Kinh Thánh được sống động. Nguyện xin mỗi lời cầu nguyện được đáp lời. Nguyện xin mỗi lời tuyên bố được tỏ bày. Và nguyện xin bạn vươn lên đến sự trọn vẹn của sức khỏe thiêng liêng đã được Chúa Cứu Thế mua cho bạn.

Bạn đã được chữa lành. Bạn đã được trọn vẹn. Bạn đã được phục hồi.

Về tinh thần, tâm hồn và thể xác.

Shalom,

Đại sứ Monday O. Ogbe

Bộ Truyền giáo Đại bàng của Chúa (GEMs)

Gieo mầm Lời Chúa cho các quốc gia — Giáo hội không có tường, biên giới hay giáo phái

GIỚI THIỆU

đến "Tôi đã được chữa lành: 50 lời tuyên bố về sự phục hồi hoàn toàn và sức khỏe thiêng liêng"

Trong hành trình của mỗi tín hữu, sẽ có một khoảnh khắc trái tim bắt đầu thì thầm một câu hỏi giản dị nhưng sâu sắc: **"Sức khỏe, sức mạnh, và cuộc sống hằng ngày của tôi chỉ có vậy sao?"** Đối với nhiều người, câu trả lời được hình thành qua nhiều năm tháng chiến đấu thầm lặng — bệnh tật dai dẳng, nỗi đau cản trở mục đích sống, vết thương tình cảm không chịu khép lại, và sự kiệt quệ về mặt tinh thần gặm nhấm niềm tin. Nhưng Kinh Thánh lại kể một câu chuyện khác. Lời Chúa tuyên bố một thực tại cao cả hơn, một di sản lớn lao hơn, và một chân lý mạnh mẽ hơn: **sự chữa lành thuộc về bạn.**

Sự chữa lành không phải là một khái niệm thần học trừu tượng, cũng không phải là đặc quyền dành riêng cho một số ít người được chọn. Sự chữa lành là một giao ước, một lời hứa được niêm ấn trong thân thể và huyết của Chúa Giê-su Christ. Từ Sáng Thế Ký đến Khải Huyền, Đức Chúa Trời bày tỏ chính Ngài là **Đấng Chữa Lành** — Đấng phục hồi, đổi mới, làm sống lại và làm cho trọn vẹn. Tuy nhiên, nhiều tín đồ ngày nay sống rất xa sự trọn vẹn của sự cung ứng thiêng liêng này, không phải vì sự chữa lành đã suy giảm, mà vì **đức tin cần được nuôi dưỡng, chân lý cần được rao giảng, và tâm linh cần được rèn luyện để vượt lên trên những giới hạn của thế giới tự nhiên.**

Bài viết sùng đạo này được tạo ra nhằm mục đích chính xác đó.

"Tôi Được Chữa Lành" không chỉ là một cuốn sách tuyên bố — mà là một hành trình 21 ngày đắm mình vào cuộc sống chữa lành của Chúa. Qua 50 lời tuyên bố được xây dựng cẩn thận, thấm đẫm hơn 100 câu Kinh Thánh chữa lành, bạn sẽ được dẫn dắt đến sự hiểu biết sâu sắc hơn về cách Chúa nhìn nhận sức khỏe của bạn, cách thiên đàng định nghĩa sự trọn vẹn của bạn, và cách lời nói của bạn, khi kết hợp với Kinh Thánh, trở thành phương tiện biến đổi.

Mỗi lời tuyên bố đều được viết ở ngôi thứ nhất một cách có chủ đích — không chỉ đơn thuần là thông tin, mà còn là **sự kích hoạt** . Khi bạn nói những lời này hàng ngày, bạn không đang suy nghĩ tích cực; bạn đang thực hiện **luật lệ tâm linh** . Bạn đang đồng ý với phán quyết của Chúa trên cuộc đời mình. Bạn đang phá vỡ quyền lực của bệnh tật, nhổ tận gốc những chu kỳ cũ, ra lệnh cho cơ thể mình điều chỉnh, và để Chúa Thánh Linh thổi luồng sinh khí mới vào bạn từ bên trong.

Bài viết sùng kính này cũng được thiết kế để hỗ trợ **quá trình chữa lành 360 độ** — chữa lành bao trùm cả **tinh thần, tâm hồn và thể xác** . Bạn sẽ tìm thấy những lời tuyên bố giúp đối mặt với những tổn thương cảm xúc, khôi phục sự minh mẫn cho tâm trí, ổn định trái tim, tái tạo sức mạnh thể chất và khơi dậy ngọn lửa tâm linh. Đó là sự chữa lành từ mọi góc độ, cho mọi khía cạnh trong con người bạn.

Đừng vội vã trên hành trình. Hãy để mỗi lời tuyên bố thấm sâu vào lòng bạn. Hãy để Kinh Thánh lên tiếng. Hãy để tiếng nói của bạn mang theo thẩm quyền mà thiên đàng đã ban cho bạn. Và hãy để sự hiện diện của Chúa gặp gỡ bạn theo những cách mà bạn chưa từng trải nghiệm trước đây.

Khi bạn bắt đầu bài suy ngẫm này, hãy mong đợi sự thay đổi. Mong đợi sức mạnh. Mong đợi sự sáng suốt. Mong đợi sự đổi mới. Mong đợi những phép màu. Mong đợi quyền năng của Chúa chạm đến những khía cạnh trong cuộc sống của bạn vốn đã ngủ yên hoặc tan vỡ quá lâu.

Bạn đang bước vào một mùa mới — mùa của sự trọn vẹn.

Mùa của sự phục hồi. Mùa mà lời chứng của bạn sẽ vang vọng với sự chắc chắn: "Tôi đã được chữa lành."

CÁCH SỬ DỤNG SỰ CẦU NGUYỆN NÀY

Hướng dẫn thực tế dành cho cá nhân và nhóm nhỏ

Sách hướng dẫn này được thiết kế để dẫn dắt tín hữu đến với **sự chữa lành toàn diện—tâm linh, linh hồn và thể xác—thông qua việc chuyên tâm suy ngẫm Lời Chúa** . Sách được cấu trúc thành **năm phần** , mỗi phần chứa **10 lời tuyên bố** , tổng cộng là **50 lời tuyên bố** . Mỗi lời tuyên bố bao gồm **toàn bộ Kinh Thánh** và một **sắc lệnh tiên tri** giúp toàn bộ con người bạn hòa hợp với giao ước chữa lành và trọn vẹn của Chúa.
Để nhận được tác động trọn vẹn và sự đột phá về mặt tâm linh mà bài đọc này mang lại , bạn phải sử dụng nó một cách **có chủ đích, kiên trì và có kỳ vọng** .

TẠI SAO TẤT CẢ 50 BẢN KHAI BÁO PHẢI ĐƯỢC HOÀN THÀNH HÀNG NGÀY

Hành trình chữa lành mỗi ngày được thiết kế như một **chu trình hoàn chỉnh** , đưa bạn từ:

1. **Sự liên kết tâm linh →**
2. **Phục hồi cảm xúc →**
3. **Sự minh mẫn về tinh thần →**
4. **Chữa lành thể chất →**
5. **Sự niêm phong và tự do hoàn toàn**

Mỗi bộ 10 tuyên bố tập trung vào một chiều hướng chữa lành cụ thể và **cả năm chiều hướng phải phối hợp với nhau** để tạo ra sự phục hồi hoàn toàn.
Việc thiếu một phần sẽ phá vỡ chu trình.
Hoàn thành tất cả 50 điều trong một ngày giống như uống **một liều thuốc tâm linh đầy đủ** , bão hòa bầu không khí, tư duy, cảm xúc và cơ thể của bạn bằng chân lý chữa lành.

TẠI SAO LẠI LÀ 21 NGÀY?

Bài suy ngẫm này được lặp lại hàng ngày trong **21 ngày** vì:

1. 21 ngày tượng trưng cho một chu kỳ tâm linh hoàn chỉnh của sự đột phá
Đa-ni-ên cầu nguyện trong 21 ngày cho đến khi nhận được câu trả lời (Đa-ni-ên 10:13).

2. Khoa học xác nhận rằng thói quen và khuôn mẫu nội tâm thay đổi sau khoảng 21 ngày
Đến ngày thứ 21, tâm trí, cảm xúc và thậm chí cả phản ứng hóa học của cơ thể bắt đầu chuyển đổi.

3. Sự lặp lại khắc ghi chân lý vào tiềm thức và tinh thần con người
Bạn không chỉ đọc mà còn đang **lập trình lại tinh thần, tâm hồn và thể xác của mình** bằng Lời Chúa.

4. Việc chữa lành thường đòi hỏi sự kiên trì, không phải kích hoạt thỉnh thoảng

Sự lặp lại hàng ngày sẽ tạo nên động lực tinh thần và giữ cho bầu không khí bên trong bạn luôn rộng mở để đón nhận sức mạnh chữa lành của Chúa.

TẠI SAO SỐ 50 CÓ Ý NGHĨA QUAN TRỌNG TRONG LỜI SUY NIỆM NÀY

Bạn sẽ nói **50 lời tuyên bố mỗi ngày** vì những lý do Kinh Thánh có chủ đích.
50 = Năm Thánh = Tự do, Giải thoát, Phục hồi
Có viết rằng:

Lê-vi Ký 25:10 (NKJV)
"Các ngươi phải thánh hóa năm thứ năm mươi, và công bố lệnh tự do cho toàn thể dân cư trong xứ.
Đó sẽ là Năm Hân Hỉ cho các ngươi; mỗi người trong các ngươi sẽ trở về sản nghiệp mình, và mỗi người trong các ngươi sẽ trở về gia đình mình."

Ý nghĩa:
Số **50** là con số tiên tri của Chúa dành cho:

- **Đang lành lại**
- **Phục hồi**
- **Trở về với thiết kế thiêng liêng ban đầu**
- **Tự do khỏi sự ràng buộc**
- **Phục hồi những gì đã mất**
- **Một khởi đầu mới**

Khi bạn nói **50 lời tuyên bố chữa lành** , bạn đang tiên tri ban hành **Năm Thánh cho cuộc đời mình mỗi ngày** . Đây là lý do tại sao Chúa chỉ thị một cấu trúc 50 lời tuyên bố—không phải 30, không phải 40, không phải 100.

CÁCH SỬ DỤNG TẬP SUY NIỆM NÀY MỘT CÁCH RIÊNG

1. Chọn một nơi yên tĩnh.
Nơi mà tinh thần bạn có thể tập trung mà không bị phân tâm.

2. Bắt đầu bằng một khoảnh khắc thờ phượng hoặc tĩnh lặng.
Mời Chúa Thánh Linh thổi hơi vào Lời Chúa.

3. Đọc 10 sự thật cơ bản dưới đây về sự chữa lành siêu nhiên từ Ê-phê-sô 6:10-19 để xây dựng nền tảng cho cuộc chiến

4. Đọc to mỗi câu Kinh Thánh.
Sự chữa lành tuôn tràn qua Lời Chúa (Thi Thiên 107:20).

5. Hãy tuyên bố mỗi mệnh lệnh một cách có thẩm quyền.
Quyền sống chết nằm ở lưỡi (Châm Ngôn 18:21).

6. Hãy từ từ, đừng vội vàng.
Hãy để mỗi lời tuyên bố lắng đọng trong tâm hồn bạn.

7. Thiền một lát trước khi chuyển sang phần tiếp theo.

8. Hoàn thành tất cả 50 lời tuyên bố mỗi ngày.
Điều này sẽ kích hoạt toàn bộ chu trình chữa lành.

9. Kết thúc bằng lời cầu nguyện bế mạc.

10. Lặp lại toàn bộ quá trình này mỗi ngày trong 21 ngày.
Tinh thần, tâm hồn và thể xác của bạn sẽ bắt đầu được hiệu chỉnh lại theo chân lý thiêng liêng.

CÁCH SỬ DỤNG BÀI TẬP CẦU NGUYỆN NÀY TRONG CÁC NHÓM NHỎ

Bài suy ngẫm này cũng có sức mạnh khi được sử dụng trong:

- Các nhóm cầu nguyện
- Học bổng tại nhà
- Các mục vụ chữa lành
- Các vòng tròn nghiên cứu Kinh Thánh
- Các cặp đôi và các cuộc tụ họp gia đình
- Các đội cầu thay

Phương pháp nhóm nhỏ (khuyến nghị):

1. Mở đầu bằng một lời cầu nguyện ngắn.
Mời gọi sự hiệp nhất và bầu không khí thiêng liêng.
2. Giao cho mỗi người một đoạn Kinh Thánh để đọc.
Điều này sẽ tăng cường sự tham gia và tương tác.

3. Đọc 10 sự thật cơ bản dưới đây về sự chữa **lành siêu nhiên từ Ê-phê-sô 6:10-19 để xây dựng nền tảng cho cuộc chiến**
4. Cùng nhau tuyên bố sắc lệnh.
Tuyên bố chung sẽ tăng thêm sức mạnh.
5. Hãy dành 30–60 giây im lặng sau mỗi 10 lời tuyên bố.
Hãy để Lời Chúa thấm nhuần vào tâm hồn mỗi người.
6. Cho phép đưa ra những lời chứng hoặc ấn tượng ngắn gọn—nếu được dẫn dắt.
7. Hoàn thành tất cả 50 tờ khai cùng một lúc.
Không chia nhỏ thành nhiều ngày.
8. Kết thúc bằng lời cầu nguyện cuối cùng với một tiếng nói thống nhất.
9. Lặp lại trong 21 ngày liên tiếp.
Điều này tạo ra:

- Bầu không khí chữa lành
- Đoàn kết
- Chuyển đổi
- Đột phá của doanh nghiệp
- Hỗ trợ về mặt tình cảm
- Kích hoạt quà tặng
- Những lời chứng thực thay đổi cuộc sống

HƯỚNG DẪN CUỐI CÙNG

Dù đi một mình hay đi theo nhóm…

Hoàn thành tất cả 50 lời tuyên bố mỗi ngày
Thực hiện trong 21 ngày
Mong đợi sự tự do, chữa lành và đột phá
Hãy nhớ: 50 là con số của Chúa dành cho Năm Thánh—sự tự do của bạn

10 SỰ THẬT CƠ BẢN CHO VIỆC CHỮA LÀNH SIÊU NHIÊN

(Cách Đức Thánh Linh mở ra Ê-phê-sô 6:10–18 như một bản thiết kế chữa lành)

GIỚI THIỆU: Đức Thánh Linh đã mở Kinh Thánh như thế nào

Vào sáng sớm, khi tôi tìm kiếm Chúa về sự chữa lành, tôi đã hỏi một câu hỏi chân thành:

"Thánh Linh ơi, tại sao khi chúng ta cầu nguyện cho người bệnh, một số người được chữa lành ngay lập tức, trong khi những người khác thì không?"

Chỉ ngày hôm trước, chúng tôi đã cầu nguyện cho ba người đang trong tình trạng nguy kịch:

Một người ở Úc — đã được đưa vào phòng mổ cấp cứu vì bệnh tim. Khi lời cầu nguyện được phát ra, sự can thiệp của thần thánh đã làm gián đoạn dòng thời gian y tế. Ca phẫu thuật bị hủy bỏ; sự chữa lành đã xuất hiện.

Một người khác ở Châu Âu — cũng trong tình trạng nguy kịch, nhưng quá trình hồi phục của họ diễn ra theo một quá trình chứ không phải ngay lập tức.

Người thứ ba không có bước đột phá ngay lập tức.

Mô hình này đã lặp lại nhiều lần trước đây. Đôi khi quá trình chữa lành diễn ra ngay lập tức, đôi khi diễn ra từ từ, đôi khi dường như chậm trễ.

Tôi hỏi lại:

"Thánh Linh ơi, tại sao?"

Ông nói:
"Hãy đọc Ê-phê-sô 6."
Trong lòng tôi phản đối:
"Nhưng Chúa ơi… Ê-phê-sô 6 nói về chiến tranh tâm linh… chứ không phải sự chữa lành."
Ông trả lời:
"Chữa bệnh cũng là chiến tranh."
Khi tôi vâng lời và mở ra đoạn Kinh Thánh, Ngài bắt đầu hé mở những nguyên tắc chữa lành sâu xa ẩn giấu bên trong Giáp Trụ của Đức Chúa Trời.
Điều tôi thấy tiếp theo là mười lẽ thật nền tảng — những trụ cột cần thiết để các tín đồ tiếp nhận, gìn giữ và bước đi trong sự chữa lành siêu nhiên.
Lời giải thích của Chúa Thánh Thần đã hình thành nên nền tảng cho những điều sau đây.

SỰ THẬT CƠ BẢN 1 — Hãy mạnh mẽ trong Chúa, đừng mạnh mẽ trong chính mình

(Ê-phê-sô 6:10)
"Cuối cùng, hỡi anh em, hãy mạnh mẽ trong Chúa và trong sức mạnh toàn năng của Ngài."
Hầu hết mọi người đều gặp khó khăn trong việc chữa lành vì họ cố gắng chống lại bệnh tật bằng sức mạnh của riêng mình:
"Tôi có thể tự mình giải quyết được."
"Tôi sẽ thử mọi cách trước khi đến với Chúa." "Để tôi giải quyết trước."
Giống như một đứa trẻ khăng khăng rằng: "Con có thể tự làm được".

Nhưng bệnh tật, sự yếu đuối và áp bức là những áp lực tinh thần, và sức mạnh của con người không thể đánh bại được các thế lực tinh thần.

KINH THÁNH HỖ TRỢ

"Không phải bởi quyền thế hay năng lực, nhưng bởi Thần Ta." (Xa-cha-ri 4:6)
"Ân điển Ta đủ cho ngươi rồi, vì sức mạnh của Ta nên trọn vẹn trong sự yếu đuối." (2 Cô-rinh-tô 12:9)

SỰ THẬT CƠ BẢN

Sự chữa lành bắt đầu khi bạn ngừng dựa vào khả năng của mình và bắt đầu nương tựa vào sức mạnh của Chúa. Tâm hồn bạn không thể nâng đỡ những gì mà chỉ mình Chúa mới có thể mang vác.

SỰ THẬT CƠ BẢN 2 — Hãy Mặc Toàn Bộ Áo Giáp: Chữa Lành Là Chiến Tranh

(Ê-phê-sô 6:11)
"Hãy mặc lấy toàn bộ khí giới của Đức Chúa Trời, để có thể đứng vững mà chống lại những mưu chước của ma quỷ."
Nhiều tín đồ coi bệnh tật như sau:
một sự bất tiện tự nhiên,
một phần ngẫu nhiên của cuộc sống, hoặc điều gì đó mà Chúa dùng để "dạy một bài học".
Họ quên rằng bệnh tật đã xâm nhập qua sự Sa ngã (Sáng thế ký 3), và Chúa Giê-su đã dành thời gian thi hành chức vụ của mình để tiêu diệt hậu quả của nó.

KINH THÁNH HỖ TRỢ

"…Ngài chữa lành hết thảy." (Ma-thi-ơ 12:15)
"…Đức Chúa Jêsus Christ… là Đấng đi khắp nơi làm phước và chữa lành mọi người bị ma quỷ áp bức." (Công vụ 10:38)
"…để chữa lành những kẻ tan vỡ lòng, rao truyền sự tự do… phục hồi thị giác… giải phóng những người bị áp bức…" (Lu-ca 4:18–19)
Quá trình chữa lành không phải là thụ động.
Đó là cuộc chiến giành lãnh thổ - cơ thể bạn.

SỰ THẬT CƠ BẢN 3 — Nhận diện Kẻ thù Thực sự: Ma quỷ, Không phải Chúa

(Ê-phê-sô 6:12)
"Vì chúng ta không đánh trận cùng thịt và máu…"
Nhiều người đổ lỗi:
Chính ChúaNhững
người khácHoàn cảnh
Nhưng Kinh thánh nói rõ:
Satan là tác giả của bệnh tật, áp bức, hủy diệt và nô lệ.

KINH THÁNH HỖ TRỢ

"Kẻ trộm đến để cướp, giết và hủy diệt." (Giăng 10:10) "Những kẻ mà Satan đã trói buộc…" (Lu-ca 13:16) "Đức Chúa Trời đã xức dầu cho Đức Chúa Jêsus… chữa lành mọi người bị ma quỷ áp bức." (Công vụ 10:38)

THỰC TẾ CƠ BẢN

Bạn không thể chống lại những gì bạn tin rằng Chúa đang dùng để "dạy bạn điều gì đó".
Nếu bạn nghĩ bệnh tật là do Chúa gây ra, bạn sẽ không bao giờ chống lại được nó.

SỰ THẬT CƠ BẢN 4 — Sự thật: Vũ khí chữa lành đầu tiên

(Ê-phê-sô 6:14a)
"Vậy hãy đứng vững, thắt lưng bằng chân lý…"
Đức Thánh Linh đã tiết lộ:
"Người ta vẫn còn bệnh tật vì họ tin vào những điều dối trá."
Những lời nói dối như:
"Có lẽ căn bệnh này là sự trừng phạt."
"Có lẽ Chúa muốn tôi phải đau khổ." "Có lẽ sự chữa lành không dành cho tôi."

KINH THÁNH VỀ SỰ THẬT & SỰ CHỮA LÀNH

"Các ngươi sẽ biết lẽ thật, và lẽ thật sẽ giải phóng các ngươi." (Giăng 8:32)
"Thật, Ngài đã mang lấy sự đau ốm của chúng ta, đã gánh lấy sự buồn bực của chúng ta…" (Ê-sai 53:4–5) "Bởi lằn roi Ngài, chúng ta được lành bệnh." (1 Phi-e-rơ 2:24)

SỰ THẬT ĐỂ MẶC

Bệnh tật đến qua mùa thuSự chữa lành đến qua thập tự giáChúa Giê-su đã trả giá đầy đủBạn không chiến đấu để được chữa lành — bạn đang thực thi chiến thắng
Sự thật này chính là nền tảng cho sự chữa lành.

SỰ THẬT CƠ BẢN 5 — Áo giáp công chính: Loại bỏ tội lỗi và sự lên án

(Ê-phê-sô 6:14b)
Cảm giác tội lỗi là một trong những vũ khí mạnh nhất của ma quỷ nhằm ngăn cản quá trình chữa lành.
Mọi người nghĩ rằng:
"Tôi tự chuốc lấy điều này."
"Đó là vì những tội lỗi trong quá khứ của tôi." "Đây là lời nguyền gia đình mà tôi đáng phải chịu."
Nhưng sự công chính của chúng ta không phải do kiếm được mà có, mà là được ban cho.

KINH THÁNH

"Ngài đã khiến Ngài… trở nên tội lỗi vì chúng ta… để chúng ta có thể trở nên sự công chính của Đức Chúa Trời." (2 Cô-rinh-tô 5:21)
"Đấng Christ đã cứu chuộc chúng ta khỏi sự rủa sả…" (Ga-la-ti 3:13) "Nếu chúng ta xưng tội mình… Ngài làm sạch chúng ta…" (1 Giăng 1:9) "Họ đã chiến thắng hắn nhờ huyết Chiên Con…" (Khải Huyền 12:11)

SỰ THẬT

Cảm giác tội lỗi ngăn cản sự chữa lành.
Sự chính nghĩa mở ra cánh cửa cho nó.

SỰ THẬT CƠ BẢN 6 — Phúc Âm Bình An Bảo Vệ Sức Khỏe Của Bạn

(Ê-phê-sô 6:15)
"Hãy mang giày dép với sự sẵn sàng rao giảng Tin Mừng bình an."
Phúc âm không chỉ cứu rỗi linh hồn mà còn bảo vệ sự sống.

KINH THÁNH

"Trước hết hãy tìm kiếm Nước Thiên Đàng… thì Ngài sẽ cho thêm mọi điều ấy nữa…" (Ma-thi-ơ 6:33)
"Bình an lớn cho những ai yêu mến luật pháp Ngài." (Thi Thiên 119:165)
Khi bạn bước đi trong nhiệm vụ của Chúa:
sự bình an trở thành lá chắn của bạn
căng thẳng mất đi sự kìm kẹp bệnh tật không tìm thấy nơi nghỉ ngơi cuộc sống của bạn trở thành một nhân chứng
Chúa chịu trách nhiệm cho hạnh phúc của bạn
Người theo đuổi những thứ thế gian sẽ gặp căng thẳng thế gian.
Người theo đuổi Vương quốc sẽ tìm thấy sức khỏe siêu nhiên.

SỰ THẬT CƠ BẢN 7 — Khiên Đức Tin: Hãy Xem Kết Quả Trước Khi Cầu Nguyện

(Ê-phê-sô 6:16)
"Trên hết, hãy cầm lấy khiên đức tin…"
Đức tin không phải là ước ao, hy vọng hay suy nghĩ tích cực.
Đức tin là nhìn thấy kết thúc trước khi bắt đầu.

Nếu bạn cầu nguyện trong lúc bệnh tật, bạn sẽ mãi bệnh tật.
Nếu bạn cầu nguyện trong lúc chiến thắng, sự chữa lành sẽ xuất hiện.

KINH THÁNH

"Đức tin là sự bảo đảm…" (Hê-bơ-rơ 11:1)
"Chúng ta bước đi bởi đức tin, chứ không phải bởi mắt thấy." (2 Cô-rinh-tô 5:7)
Bạn phải hình dung:
chính bạn đã chữa lành
chính bạn đã phục hồi chính bạn đã tự do
Trí tưởng tượng của bạn sẽ trở thành khuôn mẫu đức tin của bạn.

SỰ THẬT CƠ BẢN 8 — Mũ Cứu Rỗi: Danh tính của bạn đảm bảo sự chữa lành của bạn

(Ê-phê-sô 6:17)
Bạn không thể nhận được sự chữa lành nếu bạn không chắc chắn:
bạn có được cứu rỗi không,
Chúa có yêu thương bạn không, bạn có được chấp nhận không, Chúa có hài lòng với bạn không

KINH THÁNH

"Chính Đức Thánh Linh làm chứng…" (Rô-ma 8:16)
"Nếu ai ở trong Đấng Christ…" (2 Cô-rinh-tô 5:17) "Hãy làm nên sự cứu rỗi của mình…" (Phi-líp 2:12–13)
Tội lỗi, sự không tha thứ, cay đắng và hận thù mở đường cho những cuộc tấn công vào sức khỏe.
Đóng cửa lại.
Mạnh dạn mặc lấy sự cứu rỗi của mình.

SỰ THẬT CƠ BẢN 9 — Gươm của Thánh Linh: Hãy nói Lời để đánh bại kẻ thù

(Ê-phê-sô 6:17)
Sự chữa lành cần phải có thánh thư được công bố.

Mỗi phép lạ Chúa Jesus thực hiện đều liên quan đến:

Một mệnh lệnh
Một lời tuyên bố Một lời nói

KINH THÁNH

"Ngài đã sai Lời Ngài đến và chữa lành họ." (Thi Thiên 107:20) "Lời Ta há chẳng như lửa... và búa sao?" (Giê-rê-mi 23:29)
Những lời tuyên bố chữa lành của bạn là vũ khí, không phải là thơ ca.

SỰ THẬT CƠ BẢN 10 — Cầu nguyện với tất cả lời cầu nguyện: Cầu nguyện từ trái tim, mạnh mẽ, kiên trì

(Ê-phê-sô 6:18)
Đây là nơi các trận chiến tâm linh diễn ra.

Lời cầu nguyện phải như sau:
chân thành (Gia-cơ 5:16)
kiên trì (Lu-ca 18:1) bạo lực chống lại bóng tối (Ma-thi-ơ 11:12) dựa trên sự mong đợi chân thật

VÍ DỤ BARTIMAEUS

Người mù Bartimaeus không chịu im lặng.
Không chịu xấu hổ. Không chịu chấp nhận tình trạng của mình.
Anh ta liên tục hét lên:
"Lạy Chúa Giêsu, Con vua Đavít, xin thương xót tôi!" (Mc 10:47)
Khi Chúa Giêsu gọi ông, ông đã vứt bỏ chiếc áo choàng của mình - danh tính cũ của ông.

Hầu hết mọi người không được chữa lành vì:

họ không thực sự muốn được trọn vẹn
họ có lòng hai lòng (Gia-cơ 1:6–8) họ vô thức được lợi khi bị bệnh họ không cầu nguyện từ trong lòng
Sự chữa lành thực sự đòi hỏi sự đồng thuận mạnh mẽ với ý muốn của Chúa.

TÓM TẮT CUỐI CÙNG VỀ MƯỜI SỰ THẬT CƠ BẢN CHO VIỆC CHỮA LÀNH

1. Sức mạnh đến từ Chúa, không phải từ bản thân
2. Chữa lành là chiến tranh — hãy mặc toàn bộ áo giáp
3. Satan là kẻ thù, không phải là Chúa
4. Sự thật phá vỡ sự ràng buộc và cho phép chữa lành
5. Sự công chính xóa bỏ tội lỗi và mở ra dòng chảy chữa lành
6. Đi theo phúc âm bảo vệ sức khỏe của bạn
7. Đức tin nhìn thấy chiến thắng trước khi biểu hiện
8. Danh tính của bạn trong Chúa Kitô là sự bảo đảm chữa lành của bạn
9. Lời Chúa là vũ khí chữa lành của bạn
10. Lời cầu nguyện chân thành và bền bỉ sẽ mang lại sự đột phá

PHẦN 1 — TUYÊN BỐ 1–10

(Lặp lại tất cả hàng ngày trong 21 ngày)
Toàn bộ Kinh Thánh • Sắc lệnh chữa lành sâu sắc •
Phục hồi Linh hồn-Thân thể-Linh hồn

TUYÊN BỐ 1 — "CHÚA PHỤC HỒI SỨC KHỎE TOÀN DIỆN CỦA TÔI"

Có viết rằng:
Giê-rê-mi 30:17 (NKJV)
"Vì Ta sẽ phục hồi sức khỏe cho ngươi và chữa lành các vết thương của ngươi,' Chúa phán…"
Có viết rằng:
Ê-sai 53:5 (NKJV)
"Nhưng Ngài đã bị thương vì tội lỗi chúng ta, Ngài đã bị bầm dập vì sự gian ác chúng ta;
Sự sửa phạt Ngài chịu để chúng ta được bình an, Và bởi lằn roi Ngài, chúng ta được chữa lành."

Tuyên ngôn:

Tôi mạnh dạn tuyên bố rằng giao ước chữa lành của Chúa Kitô đang hoạt động trong tâm linh, linh hồn và thể xác tôi. Mọi vết thương—thể xác, cảm xúc, tâm linh—đều được chữa lành bởi những lằn roi của Chúa Giê-su. Sự phục hồi chảy qua từng tế bào, cơ quan, hệ thống và đường dẫn trong con người tôi. Sức khỏe tôi được cải thiện, sức mạnh tôi được phục hồi, và sức sống tôi được đổi mới. Tôi được phục hồi bởi vì chính Chúa đã phán điều đó.

TUYÊN BỐ 2 — "SỰ SỐNG CỦA CHÚA GIÊSU CHẢY TRONG TÔI MỘT CÁCH MẠNH MẼ"

Có viết rằng:
Giăng 10:10 (NKJV)
"Ta đã đến để chiên được sự sống và được sự sống dư dật."
Có viết rằng:
Thi Thiên 107:20 (NKJV)
"Ngài đã ban lời Ngài và chữa lành họ,
Giải cứu họ khỏi sự hủy diệt."

Tuyên ngôn:

Tôi xin ban cho sự sống dồi dào của Chúa Kitô tuôn chảy trong huyết quản, hơi thở, xương cốt và tâm trí tôi. Lời Chúa đang chữa lành tôi ngay lúc này, thấm nhuần tôi bằng sự sống thiêng liêng và phá tan mọi hình thức hủy diệt. Không bệnh tật nào có thể tồn tại nơi sự sống của Chúa Giê-su đang hoạt động. Tôi tràn đầy sức khỏe siêu nhiên.

TUYÊN BỐ 3 — "SỨC MẠNH CỦA TÔI ĐƯỢC TÁI TẠO NHƯ ĐẠI BÀNG"

Có viết rằng:
Ê-sai 40:31 (NKJV)
"Nhưng những ai trông đợi Đức Giê-hô-va
Sẽ được sức mới; Họ sẽ bay cao như chim đại bàng, Họ sẽ chạy mà không mệt mỏi, Họ sẽ đi mà không mòn mỏi."
Có viết rằng:
Phi-líp 4:13 (NKJV)
"Tôi có thể làm được mọi sự nhờ Đấng Christ, là Đấng ban thêm sức cho tôi."

Tuyên ngôn:

Tôi ban cho sức mạnh siêu nhiên mới mẻ tràn ngập cơ thể. Sự mệt mỏi tan biến. Sự yếu đuối tan biến. Năng lượng của tôi tăng lên gấp bội. Tôi vượt lên trên sự mệt mỏi và bất khả thi như một chú đại bàng được sức mạnh của Chúa nâng đỡ. Cơ bắp, tâm trí và cảm xúc của tôi được chính Chúa Kitô ban sức mạnh.

TUYÊN BỐ 4 — "TÂM TRÍ TÔI ĐÃ ĐƯỢC CHỮA LÀNH VÀ ỔN ĐỊNH TRONG BÌNH AN"

Có viết rằng:
2 Ti-mô-thê 1:7 (NKJV)
"Vì Đức Chúa Trời chẳng ban cho chúng ta tinh thần nhút nhát, nhưng ban cho chúng ta tinh thần mạnh mẽ, có tình yêu thương và tự chủ."
Có viết rằng:
Ê-sai 26:3 (NKJV)
"Ngài sẽ gìn giữ người trong sự bình an trọn vẹn,
Người nào trí óc nương dựa nơi Ngài, Vì người tin cậy Ngài."

Tuyên ngôn:

Tôi ban ơn chữa lành toàn diện cho tâm trí mình. Nỗi sợ hãi tan biến. Lo âu tan biến. Sự bối rối tan biến. Tôi bước đi trong sự sáng suốt, ổn định và bình an siêu nhiên. Tâm trí tôi được củng cố bởi Thánh Linh Chúa, tràn đầy quyền năng, tình yêu và sự vững mạnh của Ngài.

TUYÊN BỐ 5 — "HỆ THỐNG MIỄN DỊCH CỦA TÔI ĐÃ ĐƯỢC PHỤC HỒI VÀ ĐƯỢC TRAO QUYỀN"

Có viết rằng:
Xuất Ê-díp-tô Ký 23:25 (NKJV)
"Vậy, ngươi hãy hầu việc Giê-hô-va Đức Chúa Trời ngươi, thì Ngài sẽ ban phước cho bánh và nước của ngươi.
Ta sẽ cất bệnh tật khỏi giữa ngươi."
Có viết rằng:
Thi Thiên 91:10 (NKJV)
"Sẽ chẳng có tai họa nào xảy đến cho ngươi,
Cũng chẳng có ôn dịch nào tới gần nhà ngươi."

Tuyên ngôn:

Ta ban lệnh rằng hệ miễn dịch của ta được củng cố bởi bàn tay của Chúa. Mọi điểm yếu đều được chữa lành. Mọi cuộc tấn công đều bị đánh bại. Không bệnh tật, dịch bệnh hay nhiễm trùng nào có thể đến gần ta. Cơ thể ta được bao phủ bởi khả năng miễn dịch thần thánh.

TUYÊN BỐ 6 — "XƯƠNG KHỚP CỦA TÔI ĐƯỢC SỰ SỐNG MỚI"

Có viết rằng:
Châm Ngôn 3:8 (NKJV)
"Nó sẽ làm cho thân thể con khỏe mạnh,
Và xương cốt con mạnh mẽ."
Có viết rằng:
Ê-xê-chi-ên 37:5 (NKJV)
"Chúa Giê-hô-va phán cùng những xương ấy như vầy: 'Ta sẽ khiến hơi thở vào trong các ngươi, và các ngươi sẽ sống.'"

Tuyên ngôn:

Tôi ban sự sống vào xương khớp của tôi. Mọi vùng bị cứng, đau, viêm hoặc thoái hóa đều được đảo ngược bởi hơi thở của Chúa. Hệ thống xương của tôi được tiếp thêm sức mạnh, trẻ hóa và trở nên mạnh mẽ.

TUYÊN BỐ 7 — "MÁU CỦA TA ĐÃ ĐƯỢC THÁNH HIẾN VÀ THANH LỌC"

Có viết rằng:
Lê-vi Ký 17:11 (NKJV)
"Vì sự sống của xác thịt ở trong huyết..."
Có viết rằng:
Hê-bơ-rơ 9:14 (NKJV)
"Huống chi huyết của Đấng Christ... sẽ tẩy sạch lương tâm anh em khỏi những công việc chết để hầu việc Đức Chúa Trời hằng sống biết bao!"

Tuyên ngôn:

Tôi ban phép thanh tẩy trên máu tôi. Sự sống tuôn chảy trong đó. Sức mạnh tuôn chảy trong đó. Máu Chúa Jesus thánh hóa từng tế bào. Không tạp chất, bệnh tật, nhiễm trùng hay độc tố nào có thể tồn tại trong máu tôi.

TUYÊN BỐ 8 — "CÁC CƠ QUAN CỦA TÔI HOẠT ĐỘNG HOÀN HẢO"

Có viết rằng:
Thi Thiên 139:14 (NKJV)
"Tôi sẽ ngợi khen Chúa, vì tôi được dựng nên cách đáng sợ và lạ lùng…"
Có viết rằng:
Giê-rê-mi 32:27 (NKJV)
"Này, Ta là Giê-hô-va, Đức Chúa Trời của mọi xác thịt. Có điều gì quá khó cho Ta không?"

Tuyên ngôn:

Ta ban sắc lệnh rằng mọi cơ quan—tim, gan, thận, tụy, phổi, các cơ quan tiêu hóa—đều hoạt động theo tiêu chuẩn của Thiên Đàng. Không có gì là quá khó đối với Đức Chúa Trời; do đó, không có gì trong ta là không thể phục hồi.

TUYÊN BỐ 9 — "TÂM TRÁI TÔI ĐƯỢC ĐỔI MỚI VÀ MẠNH MẼ"

Có viết rằng:
Ê-xê-chi-ên 36:26 (NKJV)
"Ta sẽ ban cho các ngươi một tấm lòng mới và đặt một tinh thần mới vào trong các ngươi…"
Có viết rằng:
Châm Ngôn 4:23 (NKJV)
"Hãy giữ lòng mình hơn hết,
Vì các nguồn sự sống phát sinh từ đó."

Tuyên ngôn:

Tôi ban sự đổi mới cho trái tim mình—về thể chất, tinh thần và cảm xúc. Nhịp tim tôi hòa hợp với trật tự thiêng liêng. Sức mạnh, sự tinh khiết và sự ổn định chảy qua hệ thống tim mạch của tôi.

TUYÊN BỐ 10 — "NỖI ĐAU ĐỚN ĐÃ KHỎI HOÀN TOÀN KHỎI CƠ THỂ TÔI"

Có viết rằng:
Nahum 1:9 (NKJV)
"Nạn hoạn nạn sẽ không xảy ra lần thứ hai."
Có viết rằng:
Ma-thi-ơ 8:17 (NKJV)
"Chính Ngài đã mang lấy những bệnh tật của chúng ta và gánh lấy những đau ốm của chúng ta."

Tuyên ngôn:

Tôi ra lệnh rằng mọi nỗi đau - mãn tính, cấp tính, quá khứ, hay tái phát - phải rời khỏi thân xác tôi ngay bây giờ. Đau khổ không thể quay trở lại. Chúa Giê-su đã gánh chịu nỗi đau của tôi; vì vậy, tôi không mang nó. Tôi được tự do.

LỜI CẦU NGUYỆN KẾT THÚC HÀNG NGÀY

Lạy Cha, nhân danh Chúa Giê-su, con cảm tạ Cha vì Lời
chữa lành của Cha. Xin cho những câu Kinh Thánh này bén rễ trong tâm linh, linh hồn và thân thể con. Xin cho quyền năng phục sinh của Cha tràn đầy con mỗi ngày.

Con tuyên bố rằng sự chữa lành là giao ước của con, sự phục hồi là cơ nghiệp của con, và sức khỏe thiêng liêng là phần của con. Thân thể con đồng điệu. Tâm trí con đồng điệu. Linh hồn con đồng điệu. Con được chữa lành, toàn vẹn và được thêm sức bởi Thánh Linh của Đức Chúa Trời Hằng Sống. Nhân danh Chúa Giê-su quyền năng — Amen

PHẦN 2 — TUYÊN BỐ 11–20

(Lặp lại tất cả hàng ngày trong 21 ngày)
Toàn bộ Kinh Thánh • Sắc lệnh chữa lành sâu sắc • Phục hồi Linh hồn-Thân thể-Linh hồn

TUYÊN BỐ 11 — "NHỮNG VẾT THƯƠNG BÊN TRONG TÔI ĐÃ ĐƯỢC CHỮA LÀNH VÀ LINH HỒN TÔI ĐƯỢC PHỤC HỒI"

Có viết rằng:
Thi Thiên 147:3 (NKJV)
"Ngài chữa lành những tấm lòng tan vỡ
, Và băng bó vết thương của họ."
Có viết rằng:
Lu-ca 4:18 (NKJV)
"Thánh Linh của Chúa ngự trên Ta,
Vì Ngài đã xức dầu cho Ta để rao giảng Tin Mừng cho người nghèo; Ngài đã sai Ta đến để chữa lành những tấm lòng tan vỡ, Để

công bố sự tự do cho những người bị giam cầm Và phục hồi thị lực cho người mù, Để trả lại tự do cho những người bị áp bức.”

Tuyên ngôn:

Tôi xin nguyện rằng mọi vết thương thầm kín trong lòng tôi, mọi vết sẹo cảm xúc, và mọi mảnh vỡ tâm hồn tôi đều được chữa lành bởi sự xức dầu của Chúa Giê-su. Tâm hồn tôi được phục hồi, củng cố và tái tạo. Chấn thương mất đi tiếng nói, nỗi đau mất đi sức mạnh, và gánh nặng được trút bỏ. Tôi bước đi trong sự tự do cảm xúc, sự ổn định và niềm vui.

TUYÊN BỐ 12 — "HORMONE VÀ HÓA HỌC CƠ THỂ CỦA TÔI HOÀN TOÀN PHÙ HỢP VỚI THIẾT KẾ CỦA CHÚA"

Có viết rằng:
Sáng thế ký 1:31 (NKJV)
"Đức Chúa Trời thấy mọi vật Ngài đã làm nên, và quả thật rất tốt lành."
Có viết rằng:
Gia-cơ 1:17 (NKJV)
"Mọi ân điển tốt lành và mọi sự ban cho trọn vẹn đều đến từ trên cao và từ Cha sáng láng mà xuống..."

Tuyên ngôn:

Tôi ban lệnh cho hệ thống nội tiết của tôi hoạt động theo trật tự thần thánh hoàn hảo. Nồng độ hormone của tôi ổn định. Hóa học cơ thể tôi được thiết lập lại theo bản thiết kế "rất tốt" ban đầu của Chúa. Mọi sự mất cân bằng - cảm xúc, hóa học, hay thể chất - đều được điều chỉnh. Tôi bước đi trong sự ổn định, mạnh mẽ, minh mẫn và cân bằng.

TUYÊN BỐ 13 — "TÂM TRÍ, NÃO BỘ VÀ HỆ THẦN KINH CỦA TÔI ĐƯỢC CHÚA TRỜI ĐỔI MỚI VÀ CẤU TRÚC LẠI"

Có viết rằng:
Rô-ma 12:2 (NKJV)
"Đừng làm theo thế gian này, nhưng hãy biến đổi bởi sự đổi mới của tâm trí mình…"
Có viết rằng:
Thi Thiên 23:3 (NKJV)
"Ngài phục hồi linh hồn tôi…"

Tuyên ngôn:

Tôi quyết định rằng các đường dẫn thần kinh của tôi được Chúa Thánh Linh tái lập. Mọi khuôn mẫu sợ hãi, chấn thương, hoang mang, lo lắng và kiệt sức về tinh thần đều bị phá vỡ. Hệ thần kinh của tôi được xoa dịu, chữa lành và điều hòa. Tâm trí tôi trở nên sắc bén, được phục hồi, đổi mới và tràn đầy sự bình an của Chúa.

TUYÊN BỐ 14 — "BỆNH VIÊM VÀ SỰ KHÓ CHỊU BIẾN MẤT KHỎI CƠ THỂ TÔI"

Có viết rằng:
Ê-sai 58:8 (NKJV)
"Bấy giờ sự sáng ngươi sẽ bừng lên như buổi sáng,
sự chữa lành ngươi sẽ nhanh chóng xuất hiện..."
Có viết rằng:
Mác 11:23 (NKJV)
"Bất cứ ai nói với ngọn núi này: 'Hãy dời đi và ném xuống biển,'
... thì người ấy sẽ có được bất cứ điều gì người ấy nói."

Tuyên ngôn:

Tôi ra lệnh rằng mọi chứng viêm, sưng, kích ứng và đau đớn bên trong cơ thể tôi sẽ tan biến. Sự chữa lành sẽ nhanh chóng xuất hiện. Mọi ngọn núi đau đớn, sưng tấy hoặc mất cân bằng sẽ biến mất. Các mô, khớp, cơ quan và tế bào của tôi sẽ được bình an và chữa lành.

TUYÊN BỐ 15 — "NĂNG LƯỢNG THIÊNG LIÊNG CHẢY QUA TÔI LIÊN TỤC"

Có viết rằng:
Ê-phê-sô 3:16 (NKJV)
"Để được mạnh mẽ hơn nhờ Thánh Linh của Ngài trong con người bên trong."
Có viết rằng:
Habakkuk 3:19 (NKJV)
"Đức Giê-hô-va là sức mạnh của tôi;
Ngài sẽ làm cho chân tôi giống như chân nai, và Ngài sẽ cho tôi đi trên những ngọn đồi cao của tôi."

Tuyên ngôn:

Tôi ban lệnh cho năng lượng thần thánh thấm đẫm con người bên trong tôi, lan tỏa vào thể xác. Sự mệt mỏi tan biến. Sự uể oải được thay thế bằng sức bền siêu nhiên. Tôi chạy mà không mệt mỏi; tôi đi mà không ngã quỵ. Chúa là sức mạnh của tôi.

TUYÊN BỐ 16 — "HỆ TIÊU HÓA CỦA TÔI ĐÃ ĐƯỢC CHỮA LÀNH VÀ TÁI TẠO"

Có viết rằng:
Thi Thiên 103:5 (NKJV)
"Ngài cho miệng ngươi được thỏa mãn với những điều tốt lành, Khiến tuổi trẻ ngươi được tươi mới như của chim đại bàng."
Có viết rằng:
3 Giăng 2 (NKJV)
"Hỡi kẻ rất yêu dấu, tôi cầu nguyện rằng anh em được thịnh vượng trong mọi sự và được khỏe mạnh, cũng như linh hồn anh em được thịnh vượng."

Tuyên ngôn:

Tôi ban lệnh cho hệ tiêu hóa của mình được sắp xếp theo trật tự thần thánh. Mọi cơ quan liên quan đến tiêu hóa—dạ dày, ruột, gan, tuyến tụy—đều hoạt động theo quy luật của trời. Tôi hấp thụ dinh dưỡng hiệu quả. Đầy hơi, kích ứng, loét và đau dạ dày biến mất. Tuổi trẻ của tôi được hồi sinh như chim đại bàng.

TUYÊN BỐ 17 — "PHỔI, HƠI THỞ VÀ HÔ HẤP CỦA TÔI ĐÃ ĐƯỢC PHỤC HỒI"

Có viết rằng:
Sáng thế ký 2:7 (NKJV)
"Và Chúa là Đức Chúa Trời… hà hơi sống vào lỗ mũi ông; và con người trở thành một sinh vật sống."
Có viết rằng:
Gióp 33:4 (NKJV)
"Thần của Đức Chúa Trời đã tạo nên tôi,
Và hơi thở của Đấng Toàn Năng ban cho tôi sự sống."

Tuyên ngôn:

Tôi xin ban cho hơi thở của Đấng Toàn Năng tràn ngập phổi tôi. Mọi hạn chế, mọi khó thở, mọi yếu hô hấp đều tan biến. Hơi thở của tôi mạnh mẽ, sâu lắng, tràn đầy và mang lại sự sống. Phổi tôi nở ra với sự chữa lành. Hơi thở của Chúa nâng đỡ tôi.

TUYÊN BỐ 18 — "MẮT VÀ TAI TÔI ĐÃ ĐƯỢC CHỮA LÀNH; TÔI THẤY VÀ NGHE RÕ RÀNG"

Có viết rằng:
Thi Thiên 146:8 (NKJV)
"Đức Giê-hô-va mở mắt người mù;
Đức Giê-hô-va khiến những kẻ cúi mình đứng dậy…"
Có viết rằng:
Ma-thi-ơ 13:16 (NKJV)
"Nhưng phước cho mắt các ngươi vì được thấy, và phước cho tai các ngươi vì được nghe."

Tuyên ngôn:

Ta ban sự sáng suốt cho đôi mắt và phục hồi thính giác. Mọi khiếm khuyết, mờ đục, nhòe nhoẹt, ù tai hay yếu đuối đều được chữa lành. Thị lực tinh thần và thể chất của ta trở nên sắc bén. Thính giác của ta - cả tự nhiên lẫn tâm linh - đều được khai mở hoàn toàn.

TUYÊN BỐ 19 — "Tôi bước vào sự yên nghỉ thiêng liêng và hòa bình siêu nhiên"

Có viết rằng:
Thi Thiên 4:8 (NKJV)
"Tôi sẽ nằm xuống và ngủ trong bình an;
Vì chỉ một mình Ngài, Đức Giê-hô-va, khiến tôi được ở trong sự an toàn."
Có viết rằng:
Ma-thi-ơ 11:28 (NKJV)
"Hỡi những kẻ mệt mỏi và gánh nặng, hãy đến cùng Ta, Ta sẽ cho các ngươi được yên nghỉ."

Tuyên ngôn:

Tôi ban sự nghỉ ngơi siêu nhiên cho tâm trí và cơ thể. Tôi ngủ yên bình và thức dậy sảng khoái. Căng thẳng, áp lực và xáo trộn nội tâm biến mất. Tôi sống trong an toàn. Hệ thần kinh tôi lắng dịu dưới sự bình an của Chúa.

TUYÊN BỐ 20 — "MỌI LỜI NGUYỀN BỆNH TẬT ĐỀU BỊ PHÁ VỠ KHỎI CUỘC ĐỜI TÔI"

Có viết rằng:
Ga-la-ti 3:13 (NKJV)
"Đấng Christ đã cứu chuộc chúng ta khỏi sự rủa sả của luật pháp, khi trở thành sự rủa sả vì chúng ta…"
Có viết rằng:
Cô-lô-se 2:14 (NKJV)
"…đã xóa bỏ tờ lệnh truyền chống lại chúng ta… Và Ngài đã xóa bỏ nó, đóng đinh nó trên thập tự giá."

Tuyên ngôn:

Tôi tuyên bố rằng mọi lời nguyền rủa bệnh tật từ thế hệ này sang thế hệ khác, di truyền và truyền miệng đều bị phá vỡ khỏi thân thể tôi. Chúa Kitô đã cứu chuộc tôi. Mọi điều chống lại sức khỏe của tôi đều bị đóng đinh trên thập tự giá. Tôi bước đi trong tự do, phước lành và sức khỏe toàn diện.

LỜI CẦU NGUYỆN KẾT THÚC HÀNG NGÀY

**Lạy Cha, con cảm tạ Cha vì những câu Kinh Thánh chữa lành này.
Xin cho chúng mang lại sự sống, sức khỏe, sức mạnh và sự phục hồi trong con. Con ban sự liên kết, đổi mới và trọn vẹn trong mọi hệ thống của tâm linh, linh hồn và thể xác con. Lời Cha đang hành động. Thánh Linh Cha đang chữa lành. Quyền năng Cha đang phục hồi.
Con bước đi trong sức khỏe thiêng liêng suốt đời.
Nhân danh Chúa Giê-su quyền năng — Amen.**

MỤC 3 — TUYÊN BỐ 21–30

50 lời tuyên bố hàng ngày để chữa lành và toàn vẹn 360°

(Toàn bộ Kinh Thánh + Sắc lệnh Tiên tri)

TUYÊN BỐ 21 — "THẦN LINH TÔI CHIẾM HƯỚNG THÂN THỂ TÔI"

Có viết rằng:
Rô-ma 8:11 (NKJV)
"Nhưng nếu Thánh Linh của Đấng đã khiến Chúa Giê-xu sống lại ở trong anh em,
thì Đấng đã khiến Đấng Christ sống lại cũng sẽ ban sự sống cho thân thể hay chết của anh em qua Thánh Linh của Ngài đang ở trong anh em."
Có viết rằng:
1 Cô-rinh-tô 6:19 (NKJV)
"Hay anh em không biết rằng thân thể mình là đền thờ của Đức Thánh Linh đang ngự trong anh em, là Đấng mà anh em đã nhận từ Đức Chúa Trời sao…?"

Tuyên ngôn:

Tôi xin ban cho Thánh Linh của Chúa ngự trong tôi quyền năng trên mọi chi thể. Linh hồn tôi trỗi dậy thống trị và cai quản xác thịt tôi. Chính quyền năng đã khiến Chúa Giê-su sống lại từ cõi chết ban sự sống, sức sống, sức mạnh và sự đổi mới cho thân xác tôi. Thân thể tôi là đền thờ của Đức Thánh Linh; do đó, bệnh tật không thể ngự trị trong đền thờ này. Sự sống nuốt chửng sự chết. Sức mạnh thay thế sự yếu đuối. Sự trọn vẹn thay thế sự hỗn loạn.

TUYÊN BỐ 22 — "CÁC TẾ BÀO CỦA TÔI NHẬN ĐƯỢC SỰ SỐNG THIÊNG LIÊNG VÀ SỰ SỐNG LẠNH"

Có viết rằng:
Thi Thiên 119:50 (NKJV)
"Đây là sự an ủi của tôi trong cơn hoạn nạn,
Vì lời Chúa đã ban sự sống cho tôi."
Có viết rằng:
Giăng 6:63 (NKJV)
"Chính Thần Khí mới làm cho sống; xác thịt chẳng ích gì.
Những lời Ta phán cùng các ngươi là thần khí và là sự sống."

Tuyên ngôn:

Tôi ban lệnh rằng mọi tế bào, mô và cơ quan trong cơ thể tôi đều được tiếp thêm sức sống thiêng liêng. Lời Chúa thấm vào cấu trúc tế bào của tôi và mang lại sức sống siêu nhiên. Mọi tế bào đang chết hoặc hoạt động kém đều được hồi sinh. Cơ thể tôi đáp lại tiếng gọi của Thánh Linh. Sự sống tuôn chảy. Sự chữa lành tuôn chảy. Sự toàn vẹn tuôn chảy.

TUYÊN BỐ 23 — "TÔI BƯỚC ĐI TRONG SỨC KHỎE THIÊNG LIÊNG HÀNG NGÀY, LIÊN TỤC"

Có viết rằng:
Phục truyền luật lệ ký 30:19–20 (NKJV)
"...Ta đã đặt trước mặt ngươi sự sống và sự chết, phước lành và sự rủa sả; vậy hãy chọn sự sống...
Vì Ngài là sự sống của ngươi và là sự sống lâu dài của ngươi..."
Có viết rằng:
Châm Ngôn 3:7–8 (NKJV)
"Chớ khôn ngoan theo mắt mình;
Hãy kính sợ Đức Giê-hô-va và tránh khỏi điều ác. Như vậy, thân thể con sẽ được khỏe mạnh, Và xương cốt con được mạnh mẽ."

Tuyên ngôn:

Tôi tuyên bố rằng sức khỏe thiêng liêng là di sản hằng ngày của tôi. Tôi chọn sự sống, vì thế sự sống lấp đầy mọi ngóc ngách trong tôi. Chúa là sự trường thọ của những ngày tháng và sức mạnh của xương cốt tôi. Tôi từ chối bệnh tật, yếu đuối, lão hóa sớm và bệnh tật. Tôi bước đi trong phước lành của sức sống thiêng liêng.

TUYÊN BỐ 24 — "THÂN THỂ TÔI LÀ ĐỀN THỜ ĐÃ ĐƯỢC THÁNH HIẾN CỦA THIÊN CHÚA"

Có viết rằng:
1 Cô-rinh-tô 6:20 (NKJV)
"Vì anh em đã được mua bằng giá cao; vậy hãy tôn vinh Đức Chúa Trời trong thân thể và trong tâm linh anh em, là những điều thuộc về Đức Chúa Trời."
Có viết rằng:
1 Cô-rinh-tô 3:16 (NKJV)
"Anh em há chẳng biết rằng mình là đền thờ của Đức Chúa Trời, và Thánh Linh Đức Chúa Trời ngự trong anh em sao?"

Tuyên ngôn:

Tôi tuyên bố rằng thân thể tôi là thánh khiết, được cứu chuộc và thanh tẩy bởi Chúa. Không một sự ô uế nào có thể ngự trị trong đền thờ được mua bằng huyết của Chúa Giê-su. Mọi hệ thống trong cơ thể tôi đều tôn vinh Chúa qua sức mạnh, chức năng và sức khỏe. Tôi là một thánh địa sống động của sự toàn vẹn thiêng liêng.

TUYÊN BỐ 25 — "CỘT SỐNG, DÂY THẦN KINH VÀ CƠ BẮP CỦA TÔI TUÂN THEO TRẬT TỰ CỦA THIÊN ĐÀNG"

Có viết rằng:
Thi Thiên 18:32 (NKJV)
"Đức Chúa Trời là Đấng trang bị cho tôi sức mạnh,
Và làm cho đường lối tôi trọn vẹn."
Có viết rằng:
Ê-sai 58:11 (NKJV)
"Đức Giê-hô-va sẽ luôn dẫn dắt ngươi,
Và làm cho lòng ngươi thỏa mãn trong cơn hạn hán, Và làm cho xương cốt ngươi được vững chắc…"

Tuyên ngôn:

Tôi ban sự sắp xếp thần thánh cho cột sống, cấu trúc xương và hệ thần kinh của tôi. Tư thế, khả năng vận động, sự dẻo dai và sức mạnh của tôi đạt đến trạng thái hoàn hảo. Mọi dây thần kinh đều được chữa lành. Mọi cơ bắp đều được tăng cường. Toàn bộ cơ thể tôi chuyển động hài hòa như Chúa đã thiết kế.

TUYÊN BỐ 26 — "HUYẾT ÁP VÀ NHỊP TIM CỦA TÔI ĐƯỢC ĐIỀU HÒA HOÀN HẢO"

Có viết rằng:
Châm Ngôn 14:30 (NKJV)
"Một tấm lòng lành mạnh là sự sống cho cơ thể…"
Có viết rằng:
Phi-líp 4:6–7 (NKJV)
"…và sự bình an của Đức Chúa Trời, vượt quá mọi sự hiểu biết, sẽ giữ gìn lòng và trí anh em trong Đấng Christ Jêsus."

Tuyên ngôn:

Tôi ban sự ổn định và điều hòa hoàn hảo cho hệ tim mạch của mình. Huyết áp của tôi trở lại bình thường. Nhịp tim của tôi hòa hợp với sự bình an thiêng liêng. Căng thẳng tan biến. Lo lắng biến mất. Sự bình an của Chúa bảo vệ trái tim tôi, bảo vệ nó khỏi rối loạn, yếu đuối hoặc trục trặc.

TUYÊN BỐ 27 — "MỌI BỆNH TẬT, HẠT GIỐNG, RỄ CÂY VÀ TRIỆU CHỨNG ĐỀU BỊ TIÊU DIỆT"

Có viết rằng:
Ê-sai 33:24 (NKJV)
"Và dân cư sẽ không nói: 'Tôi đau';
Dân cư trong đó sẽ được tha thứ tội lỗi của họ."
Có viết rằng:
Ma-thi-ơ 15:13 (NKJV)
"Mọi cây mà Cha Ta trên trời không trồng sẽ bị nhổ đi."

Tuyên ngôn:

Tôi ra lệnh rằng mọi bệnh tật, căn bệnh, gốc rễ và triệu chứng mà Chúa không gieo vào cơ thể tôi giờ đây đều phải được nhổ tận gốc. Không một căn bệnh nào có thể tồn tại trong cơ thể tôi. Không một chẩn đoán nào định nghĩa được tôi. Mọi thứ trái ngược với sức khỏe thần thánh đều bị loại bỏ hoàn toàn.

TUYÊN BỐ 28 — "TUỔI TRẺ CỦA TÔI ĐƯỢC TÁI TẠO NHƯ ĐẠI BÀNG"

Có viết rằng:
Thi Thiên 103:5 (NKJV)
"Ngài cho miệng ngươi được thỏa mãn với những điều tốt lành,
Khiến tuổi trẻ ngươi được tươi mới như của chim đại bàng."
Có viết rằng:
Ê-sai 40:29–31 (NKJV)
"Ngài ban sức mạnh cho người yếu đuối,
Và thêm sức mạnh cho người không có sức."

Tuyên ngôn:

Tôi ban sự trẻ hóa siêu nhiên cho cơ thể. Tuổi trẻ của tôi được tái sinh. Sức mạnh của tôi tăng lên. Da, xương, khớp, tóc và tế bào của tôi được tươi mới và phục hồi. Tôi già đi với sự duyên dáng, sức sống và sức mạnh thần thánh.

TUYÊN BỐ 29 — "Tôi sống trong sự bình an siêu nhiên và sự tĩnh lặng bên trong"

Có viết rằng:
Giăng 14:27 (NKJV)
"Ta để lại sự bình an cho các ngươi, Ta ban sự bình an của Ta cho các ngươi…"
Có viết rằng:
Cô-lô-se 3:15 (NKJV)
"Hãy để sự bình an của Đức Chúa Trời cai trị trong lòng anh em…"

Tuyên ngôn:

Tôi xin để sự bình an của Chúa Kitô ngự trị trái tim, tâm trí và thân xác tôi. Căng thẳng, sợ hãi, hoảng loạn và những xáo trộn nội tâm mất đi sức mạnh. Bình an trở thành trạng thái tự nhiên của tôi. Hệ thần kinh, suy nghĩ và cảm xúc của tôi được an định dưới sự bình an thiêng liêng.

TUYÊN BỐ 30 — "BỆNH TẬT KHÔNG THỂ THỊNH VƯỢNG VỚI TÔI"

Có viết rằng:
Ê-sai 54:17 (NKJV)
"Không có vũ khí nào chế tạo để chống lại ngươi sẽ thành công…"
Có viết rằng:
Lu-ca 10:19 (NKJV)
"Này, Ta ban cho các ngươi quyền năng… trên mọi quyền lực của kẻ thù, và không gì có thể làm hại các ngươi được."

Tuyên ngôn:

Tôi tuyên bố rằng bệnh tật, ốm đau, nhiễm trùng, yếu đuối và đau khổ không thể tồn tại trong cuộc đời tôi. Tôi được che chở bởi thẩm quyền của Chúa Kitô. Không gì có thể làm hại tôi. Sức khỏe của tôi được che chở bởi quyền năng của Chúa.

LỜI CẦU NGUYỆN KẾT THÚC HÀNG NGÀY

Lạy Cha, con cảm tạ Cha vì Lời Cha và quyền năng chữa lành của Cha.
Xin cho những câu Kinh Thánh này bén rễ trong tâm hồn con và thể hiện trong thân thể con. Con bước đi trong sức khỏe thiêng liêng, sự trọn vẹn, sức mạnh, sức sống và sự bình an siêu nhiên. Mọi hệ thống trong cơ thể con đều hòa hợp với trật tự thiên đàng. Sự sống của Cha chảy qua con. Quyền năng của Cha chữa lành con. Thánh Linh của Cha thêm sức cho con. Con được phục hồi trong danh Chúa Giê-xu — Amen.

MỤC 4 — TUYÊN BỐ 31–40

50 lời tuyên bố hàng ngày để chữa lành và toàn vẹn 360°

(Toàn bộ Kinh Thánh + Sắc lệnh Tiên tri — NKJV)

TUYÊN BỐ 31 — "KHÔNG CÓ ĐỘC TỐ HOẶC CHẤT GÂY HẠI NÀO CÓ THỂ GÂY TỔN THƯƠNG CHO CƠ THỂ TÔI"

Có viết rằng:
Mác 16:18 (NKJV)
"…và nếu họ uống bất cứ thứ gì có chất độc, thì nó cũng không gây hại gì cho họ;
họ sẽ đặt tay lên người bệnh, và người bệnh sẽ được chữa lành."
Có viết rằng:
Thi Thiên 91:16 (NKJV)
"Ta sẽ cho người thỏa lòng sống lâu,
Và chỉ cho người thấy sự cứu rỗi của Ta."

Tuyên ngôn:

Tôi tuyên bố rằng cơ thể tôi được che chở thiêng liêng khỏi mọi nguy hại. Không độc tố, hóa chất, chất gây ô nhiễm môi trường, phản ứng thực phẩm, hay chất ẩn nào có thể làm hại tôi. Hệ tiêu hóa của tôi vô hiệu hóa nguy hiểm. Các tế bào của tôi đào thải các tác nhân gây hại. Tôi được củng cố bởi sự sống của Chúa, được bảo vệ bởi giao ước trường thọ của Ngài, và được gìn giữ bởi quyền năng chữa lành của Ngài. Sự sống trường thọ tuôn chảy vào tôi ngay lúc này.

TUYÊN BỐ 32 — "GAN VÀ THẬN CỦA TÔI ĐÃ ĐƯỢC THANH LỌC VÀ HOẠT ĐỘNG HOÀN HẢO"

Có viết rằng:
Giê-rê-mi 17:14 (NKJV)
"Lạy Đức Giê-hô-va, xin chữa lành tôi, thì tôi sẽ được chữa lành; xin cứu tôi, thì tôi sẽ được cứu, Vì Ngài là sự ngợi khen của tôi."
Có viết rằng:
Phi-líp 1:6 (NKJV)
"Đấng đã bắt đầu công việc lành trong anh em sẽ hoàn thành công việc ấy…"

Tuyên ngôn:

Tôi ban sự toàn vẹn và sức mạnh cho gan và thận của tôi. Chúng lọc, làm sạch và thanh lọc máu tôi một cách dễ dàng siêu nhiên. Mọi độc tố đều được đào thải. Mọi tế bào đều được đổi mới. Mọi chức năng đều được phục hồi. Chúa, Đấng đã khởi đầu công trình chữa lành trong tôi, sẽ hoàn tất công trình ấy một cách trọn vẹn. Các cơ quan nội tạng của tôi phát triển mạnh mẽ dưới sự chạm đến của Ngài.

TUYÊN BỐ 33 — "ĐƯỜNG HUYẾT VÀ SỰ TRAO ĐỔI CHẤT CỦA TÔI ĐÃ ĐƯỢC PHỤC HỒI"

Có viết rằng:
Ma-la-chi 4:2 (NKJV)
"Nhưng đối với những người kính sợ danh Ta,
Mặt Trời công chính sẽ mọc lên, Trong cánh Ngài có sự chữa lành…"
Có viết rằng:
Thi Thiên 84:11 (NKJV)
"Ngài sẽ chẳng từ chối điều tốt lành nào
cho những người sống ngay thẳng."

Tuyên ngôn:

Tôi ban lệnh điều chỉnh thần thánh cho lượng đường trong máu, insulin, tuyến tụy và quá trình trao đổi chất của tôi. Mọi bất thường đều tự điều chỉnh. Mặt Trời Công Chính mọc lên với đôi cánh chữa lành trên hệ thống nội tiết của tôi. Chúa không từ chối bất cứ điều gì tốt lành, bao gồm sự cân bằng, sức mạnh, sự ổn định và sức khỏe trong quá trình trao đổi chất của tôi.

TUYÊN BỐ 34 — "MÁU CỦA TÔI CHẢY MỘT CÁCH TỰ DO, MẠNH MẼ VÀ HOÀN HẢO"

Có viết rằng:
Ê-xê-chi-ên 37:14 (NKJV)
"Ta sẽ đặt Thần Ta vào trong các ngươi, và các ngươi sẽ sống…"
Có viết rằng:
Châm Ngôn 3:1–2 (NKJV)
"…lòng con khá giữ các điều răn ta;
Để được sống lâu và sống lâu, Và chúng sẽ thêm sự bình an cho con."

Tuyên ngôn:

Tôi quyết định sự sống trên hệ tuần hoàn của mình. Máu tôi chảy thông suốt. Động mạch, tĩnh mạch và mao mạch của tôi vẫn thông suốt, linh hoạt và mạnh mẽ. Mọi tắc nghẽn đều được loại bỏ. Mọi bất thường đều tan biến. Thánh Linh của Chúa ban sự sống cho dòng máu của tôi, ban cho tôi cuộc sống lâu dài, bình an và sức mạnh.

TUYÊN BỐ 35 — "MỌI TÌNH TRẠNG MÃN TÍNH ĐỀU BỊ TỪ CƠ THỂ TÔI"

Có viết rằng:
Ma-thi-ơ 9:22 (NKJV)
"Hỡi con gái, hãy vững lòng; đức tin của con đã cứu con."
Có viết rằng:
Thi Thiên 30:2 (NKJV)
"Lạy Chúa là Đức Chúa Trời tôi, tôi kêu cầu Ngài, và Ngài đã chữa lành tôi."

Tuyên ngôn:

Tôi tuyên bố rằng bệnh tật kinh niên, đau khổ kéo dài và đau đớn tái phát sẽ bị phá vỡ vĩnh viễn. Đức tin của tôi giúp tôi khỏe mạnh. Chúa lắng nghe tiếng kêu của tôi và chữa lành tôi. Tôi từ chối những chu kỳ bệnh tật. Tôi bước đi trong sức khỏe vĩnh cửu, ổn định và không thể đảo ngược.

TUYÊN BỐ 36 — "LỜI CHÚA LÀ THUỐC CHO CƠ THỂ TÔI"

Có viết rằng:
Hê-bơ-rơ 4:12 (NKJV)
"Vì lời của Đức Chúa Trời là lời sống và đầy quyền năng…"
Có viết rằng:
Châm Ngôn 4:20–22 (NKJV)
"…Chúng là sự sống cho người nào tìm được chúng,
Và là sức khỏe cho toàn thân thể họ."

Tuyên ngôn:

Tôi quyết định rằng Lời Chúa thấm vào cơ thể tôi như một liều thuốc sống. Lời ấy chữa lành những gì tan vỡ, làm sống lại những gì đã chết, củng cố những gì yếu đuối, và cân bằng những gì bất ổn. Mỗi câu Kinh Thánh tôi đọc đều trở thành liều thuốc chữa lành cho xác thịt tôi. Cơ thể tôi đáp ứng với Lời Sự Sống.

TUYÊN BỐ 37 — "ÁNH SÁNG TRÀN ĐẦY TINH THẦN TÔI VÀ XUẤT PHÁT BÓNG TỐI"

Có viết rằng:
Thi Thiên 27:1 (NKJV)
"Đức Giê-hô-va là ánh sáng và là sự cứu rỗi của tôi;
Tôi sẽ sợ ai?"
Có viết rằng:
Giăng 1:5 (NKJV)
"Ánh sáng chiếu soi trong bóng tối, nhưng bóng tối không thấu hiểu ánh sáng."

Tuyên ngôn:

Tôi xin nguyện xin ánh sáng của Chúa tràn ngập tâm hồn, linh hồn và thể xác tôi. Bóng tối không thể tồn tại - cả về mặt tinh thần, cảm xúc lẫn thể chất. Trầm cảm tan biến. Sự hoang mang tan biến. Sự yếu đuối biến mất. Ánh sáng tràn ngập con người bên trong tôi và lan tỏa sự chữa lành đến mọi ngóc ngách trong cuộc sống.

TUYÊN BỐ 38 — "LINH HỒN TÔI ĐƯỢC CỐ GẮNG TRONG HY VỌNG VÀ TRÀN ĐỎ NIỀM VUI"

Có viết rằng:
Hê-bơ-rơ 6:19 (NKJV) "Chúng ta có
niềm hy vọng này như một cái neo của tâm hồn, vững chắc và bền chặt..."
Có viết rằng:
Rô-ma 15:13 (NKJV)
"Xin Đức Chúa Trời của sự trông cậy làm cho anh em đầy dẫy mọi sự vui mừng và bình an trong đức tin..."

Tuyên ngôn:

Tôi tuyên bố rằng tâm hồn tôi được neo chặt trong hy vọng. Nó vững vàng, an toàn và kiên định. Niềm vui tràn ngập trong tôi. Bình an tràn ngập tôi. Hy vọng củng cố tôi. Cảm xúc tôi ổn định, suy nghĩ tôi tươi sáng, và nội tâm tôi nở rộ.

TUYÊN BỐ 39 — “THÂN THỂ TÔI ĐƯỢC CHÚA GIÊ-HÔ-VA CHĂM SÓC VÀ HƯỚNG DẪN”

Có viết rằng:
Thi Thiên 121:7–8 (NKJV)
“Đức Giê-hô-va sẽ gìn giữ ngươi khỏi mọi tai họa;
Ngài sẽ gìn giữ linh hồn ngươi. Đức Giê-hô-va sẽ gìn giữ ngươi khi ra vào…”
Có viết rằng:
Ê-sai 58:11 (NKJV)
“Đức Giê-hô-va sẽ luôn dẫn dắt ngươi…
Ngươi sẽ như một khu vườn được tưới nước…”

Tuyên ngôn:

Tôi xin Chúa gìn giữ sức khỏe, bảo vệ sức lực và bảo vệ thân thể tôi. Hệ thống của tôi không bao giờ suy yếu. Sức khỏe của tôi không bao giờ suy sụp. Tôi là một khu vườn được tưới nước—được tươi mới, nuôi dưỡng, hồi sinh và phát triển mạnh mẽ dưới sự dẫn dắt liên tục của Chúa.

TUYÊN BỐ 40 — "Tôi hồi phục nhanh chóng và hoàn toàn nhờ quyền năng của Chúa"

Có viết rằng:
Mác 16:18 (NKJV)
"...họ sẽ đặt tay trên người bệnh, và người bệnh sẽ được lành."
Có viết rằng:
Giê-rê-mi 33:6 (NKJV)
"Này, Ta sẽ ban sức khỏe và sự chữa lành cho chúng; Ta sẽ chữa lành chúng và cho chúng thấy sự dư dật của hòa bình và chân lý."

Tuyên ngôn:

Tôi ban lệnh cho sự phục hồi nhanh chóng trong mọi bộ phận của cơ thể. Tôi hồi phục hoàn toàn, nhanh chóng và siêu nhiên. Sự yếu đuối biến mất. Sự chữa lành xuất hiện. Sức mạnh trỗi dậy. Sự bình an và chân lý dồi dào chảy qua cơ thể tôi, phục hồi mọi thứ.

LỜI CẦU NGUYỆN KẾT THÚC HÀNG NGÀY

Lạy Cha, con cảm tạ Cha vì Lời Cha đã ban sự sống, sức khỏe và sức mạnh cho toàn thể con.
Xin cho mọi lời Kinh Thánh con rao truyền trở nên xác thịt trong con. Xin cho mọi điều răn được ứng nghiệm nhanh chóng. Con bước đi trong sự phục hồi thiêng liêng, sự bảo vệ thiêng liêng, sức sống thiêng liêng và sự trọn vẹn thiêng liêng. Sự chữa lành của Cha tuôn chảy qua con. Sức mạnh của Cha nâng đỡ con. Sự bình an của Cha gìn giữ con. Con được phục hồi - tâm linh, linh hồn và thể xác - bởi quyền năng của Cha. Nhân danh Chúa Jêsus Christ - Amen.

MỤC 5 — TUYÊN BỐ 41–50 (MỤC CUỐI CÙNG)

Toàn bộ Kinh Thánh NKJV + Sắc lệnh chữa lành mạnh mẽ của ngôi thứ nhất

(Lặp lại tất cả 50 tuyên bố mỗi ngày trong 21 ngày)

TUYÊN BỐ 41 — "ADN, GEN VÀ TẾ BÀO CỦA TÔI PHÙ HỢP VỚI THIẾT KẾ HOÀN HẢO CỦA CHÚA"

Có viết rằng:
Thi Thiên 139:14–16 (NKJV)
"Tôi ngợi khen Chúa, vì tôi được dựng nên cách đáng sợ và lạ lùng…
Mắt Chúa thấy thể chất của tôi khi tôi còn chưa thành hình. Trong sách Chúa, tất cả đều đã được ghi chép, Những ngày định sẵn cho tôi, Khi chưa có ngày nào trong số đó."
Có viết rằng:
Gia-cơ 1:18 (NKJV)
"Chính Ngài đã dùng lời chân lý mà sinh chúng ta theo ý muốn của Ngài…"

Tuyên ngôn:

Tôi ban hành trật tự thiêng liêng vào DNA của mình. Gen của tôi tuân theo Lời Chúa. Bất kỳ sự yếu đuối, đột biến, rối loạn di truyền, hay đau khổ nào của dòng dõi đều được khắc phục bởi bản thiết kế của Thiên Đàng. Tôi được tạo dựng một cách đáng sợ và kỳ diệu, và các tế bào của tôi phản ánh ý định của Chúa. Cơ thể tôi tái sinh theo Lời Chân Lý.

TUYÊN BỐ 42 — "NHỮNG DẤU HIỆU, KỲ DIỆU VÀ BẰNG CHỨNG CHỮA LÀNH, HÃY THEO TA"

Có viết rằng:
Mác 16:17 (NKJV)
"Những dấu hiệu này sẽ theo sau những người tin…"
Có viết rằng:
Công vụ 10:38 (NKJV)
"… Đức Chúa Trời đã xức dầu cho Chúa Giê-su người Na-xa-rét… Ngài đi khắp nơi làm việc thiện và chữa lành mọi người bị ma quỷ áp bức…"

Tuyên ngôn:

Tôi xin ban cho những dấu hiệu chữa lành luôn theo tôi mỗi ngày. Tôi là bằng chứng sống động về lòng nhân từ của Chúa. Sức khỏe tràn đầy trong tôi. Sự phục hồi hiện rõ. Sức mạnh hiện rõ. Cuộc đời tôi làm chứng về quyền năng chữa lành của Chúa Giê-su Christ. Sự áp bức không thể cùng tồn tại với sự xức dầu của Chúa trong tôi.

TUYÊN BỐ 43 — "CƠ THỂ TÔI LÀ VẬT CHỦ CHO SỰ SỐNG, KHÔNG PHẢI LÀ BỆNH TẬT"

Có viết rằng:
Giăng 6:63 (NKJV)
"Những lời ta phán cùng các ngươi đều là thần linh và là sự sống."
Có viết rằng:
Gióp 33:4 (NKJV)
"Thần của Đức Chúa Trời đã tạo nên tôi,
Và hơi thở của Đấng Toàn Năng ban cho tôi sự sống."

Tuyên ngôn:

Tôi tuyên bố rằng cơ thể tôi chứa đựng sự sống, oxy, sự chữa lành và sức sống—chứ không phải bệnh tật. Hơi thở của Đấng Toàn Năng lấp đầy tôi bằng sức mạnh. Sự sống thấm đẫm các tế bào. Thánh Linh của Chúa làm sống động các cơ quan của tôi. Tôi tỏa ra sức khỏe từ bên trong ra bên ngoài.

TUYÊN BỐ 44 — "MỌI CUỘC TẤN CÔNG VÀO SỨC KHỎE CỦA TÔI ĐỀU THẤT BẠI NGAY LẬP TỨC"

Có viết rằng:
Thi Thiên 118:17 (NKJV)
"Tôi sẽ không chết, nhưng sẽ sống,
Và rao truyền những công việc của Đức Giê-hô-va."
Có viết rằng:
1 Giăng 4:4 (NKJV)
"Đấng ở trong các con lớn hơn kẻ ở trong thế gian."

Tuyên ngôn:

Tôi ra lệnh rằng mọi cuộc tấn công vào sức khỏe của tôi đều thất bại ngay khi xuất hiện. Đấng vĩ đại hơn, Đấng sống trong tôi. Tôi sẽ sống và không chết. Không bệnh tật, thương tật hay mối đe dọa nào có cơ sở pháp lý trong cơ thể tôi. Sức khỏe của tôi được đảm bảo bởi sự vĩ đại của Chúa trong tôi.

TUYÊN BỐ 45 — "MỌI TẾ BÀO TRONG CƠ THỂ TÔI ĐỀU ĐƯỢC TÁI SINH BỞI SỰ SỐNG CỦA ĐỨC KITÔ"

Có viết rằng:
2 Cô-rinh-tô 5:17 (NKJV)
"Vậy nên, nếu ai ở trong Đấng Christ, người ấy là tạo vật mới…"

Có viết rằng:
Rô-ma 8:2 (NKJV)
"Vì luật pháp của Thánh Linh sự sống trong Đấng Christ Jêsus đã giải thoát tôi khỏi luật pháp của tội lỗi và sự chết."

Tuyên ngôn:

Tôi quyết định sự tái sinh trong thân thể tôi. Những điều cũ kỹ sẽ qua đi. Linh Sự Sống trong Chúa Giê-su Christ viết lại những quy luật vận hành trong các tế bào của tôi. Sự tươi mới chảy qua các cơ quan, da, máu, xương và các hệ thống của tôi. Tôi được đổi mới từ bên trong.

TUYÊN BỐ 46 — "SỨC KHỎE HIỆN TẠI VÀ TƯƠNG LAI CỦA TÔI ĐƯỢC BẢO ĐẢM TRONG CHÚA"

Có viết rằng:
Thi Thiên 91:7 (NKJV)
"Có thể có ngàn người ngã xuống bên cạnh Ngài,
Và có thể có hàng vạn người ngã xuống bên phải Ngài; Nhưng tai họa sẽ không đến gần Ngài."
Có viết rằng:
Châm Ngôn 18:10 (NKJV)
"Danh Đức Giê-hô-va là một tòa tháp kiên cố;
Người công chính chạy đến đó và được an toàn."

Tuyên ngôn:

Tôi ban lệnh bảo vệ sức khỏe của tôi - hiện tại và tương lai. Không có dịch bệnh, dịch bệnh, nguy hiểm môi trường, hay mối đe dọa vô hình nào có thể đến gần tôi. Tôi chạy đến danh Chúa và tôi được an toàn. Số phận sức khỏe của tôi được bảo đảm trong đồn lũy của Chúa.

TUYÊN BỐ 47 — "THÂN THỂ TÔI TUÂN THEO TIẾNG CỦA CHÚA VÀ MỆNH LỆNH CỦA TINH THẦN TÔI"

Có viết rằng:

Gióp 22:28 (NKJV)
"Ngươi cũng sẽ rao truyền một điều,
Và điều đó sẽ được thành lập cho ngươi…"

Có viết rằng:
Rô-ma 4:17 (NKJV)
"…Đức Chúa Trời… ban sự sống cho kẻ chết và gọi những vật không có như thể chúng đã có."

Tuyên ngôn:

Ta ra lệnh cho cơ thể ta đáp lại những lời tuyên bố đầy đức tin của ta. Các cơ quan của ta tuân lệnh. Các hệ thống của ta đồng bộ. Sức mạnh của ta trở lại. Ta gọi ra những gì chưa xuất hiện, và nó sẽ hiển hiện. Cơ thể ta tuân theo trật tự thần thánh.

TUYÊN BỐ 48 — "MỌI VÙNG CHẾT HOẶC YẾU ĐUỐI TRONG CƠ THỂ TÔI ĐỀU NHẬN ĐƯỢC SỰ SỐNG PHỤC SINH"

Có viết rằng:
Ê-xê-chi-ên 37:10 (NKJV)
"...hơi thở đến trong chúng, chúng sống lại và đứng dậy, thành một đội quân vô cùng lớn."

Có viết rằng:
Ô-sê 6:2 (NKJV)
"Sau hai ngày, Ngài sẽ khiến chúng ta sống lại;
Ngày thứ ba, Ngài sẽ khiến chúng ta sống lại, Để chúng ta được sống trước mặt Ngài."

Tuyên ngôn:

Ta ban sự sống phục sinh vào mọi bộ phận yếu đuối hoặc đang chết dần chết mòn trong cơ thể ta. Sức mạnh trở lại. Sinh lực trỗi dậy. Năng lượng hiển hiện. Mọi thứ ngủ yên đều thức tỉnh. Mọi thứ mục nát đều hồi sinh. Ta đứng vững trước sự hiện diện của Chúa.

TUYÊN BỐ 49 — "SỨC KHỎE CỦA TÔI ĐƯỢC CỐ ĐỊNH VÀ CÓ NGUỒN GỐC TỪ LỜI CHÚA"

Có viết rằng:
3 Giăng 2 (NKJV)
"Hỡi kẻ rất yêu dấu, tôi cầu nguyện rằng anh em được thịnh vượng trong mọi sự và được khỏe mạnh, cũng như linh hồn anh em được thịnh vượng."

Có viết rằng:
Thi Thiên 112:7–8 (NKJV)
"Người ấy sẽ không sợ tin dữ;
Lòng người vững vàng, tin cậy Đức Giê-hô-va. Lòng người vững vàng…"

Tuyên ngôn:

Tôi xin thề rằng sức khỏe của tôi được thiết lập, bám rễ, neo giữ và ổn định trong Lời Chúa. Tôi thịnh vượng cả bên trong lẫn bên ngoài. Tâm hồn tôi thịnh vượng; do đó, thể xác tôi thịnh vượng. Lòng tôi kiên định và tự tin. Sức khỏe của tôi không lay chuyển.

TUYÊN BỐ 50 — "TÔI BƯỚC VÀO SỨC KHỎE SIÊU NHIÊN HOÀN TOÀN 360°"

Có viết rằng:
Thi Thiên 91:16 (NKJV)
"Ta sẽ cho người thỏa lòng sống lâu,
Và chỉ cho người thấy sự cứu rỗi của Ta."

Có viết rằng:
Ê-sai 58:8 (NKJV)
"Bấy giờ sự sáng ngươi sẽ bừng lên như buổi sáng,
sự chữa lành ngươi sẽ nhanh chóng xuất hiện..."

Tuyên ngôn:

Tôi quyết định rằng tôi sẽ bước đi trong sức khỏe toàn diện - tinh thần, tâm hồn và thể xác. Sự chữa lành sẽ nhanh chóng đến với tôi. Sức khỏe của tôi tỏa sáng như ánh bình minh. Trường thọ là giao ước của tôi. Sức mạnh là bản sắc của tôi. Sự trọn vẹn là di sản của tôi. Tôi sống trong sức khỏe thần thánh 360° suốt cuộc đời.

LỜI CẦU NGUYỆN KẾT THÚC CUỐI CÙNG HÀNG NGÀY

Lạy Cha, con tạ ơn Cha vì 21 ngày biến đổi qua Lời Ngài.

Con xin ban cho mỗi lời Kinh Thánh được phán ra đều là sự sống, sức khỏe và sức mạnh trong con. Thánh Linh Cha đổ đầy năng lực cho thân thể con. Lời Cha phục hồi mọi phần trong con. Sự hiện diện của Cha neo giữ con trong sự trọn vẹn hoàn hảo. Con bước đi trong sự miễn nhiễm thần thánh, sức sống thần thánh, sự liên kết thần thánh và sự đổi mới thần thánh. Xin cho sức khỏe mau chóng phát triển. Xin cho sức mạnh được nhân lên. Xin cho sự phục hồi được tràn đầy. Con được chữa lành, con trọn vẹn, và con sống mãi trong Chúa Giê-su Christ. Amen.

PHẦN KẾT LUẬN

Hành trình 21 ngày của bạn đã đưa bạn qua một chu kỳ mạnh mẽ của sự đổi mới Kinh Thánh, lời tiên tri và sự kết nối thiêng liêng. Khi bạn nói Lời Chúa với tâm linh, linh hồn và thể xác mình, thiên đàng đã đáp lời. Sự chữa lành đã được kích hoạt. Sự phục hồi đã được khởi động. Sức mạnh đã trở lại. Bầu không khí bên trong bạn đã thay đổi. Bạn không còn đứng như một người cầu xin sự chữa lành nữa—giờ đây bạn đứng như một người đã *nhận được* nó.

Hãy nhớ điều này: Lời Chúa không bao giờ trở về hư không. Mỗi câu Kinh Thánh bạn rao giảng đều đã thấm vào DNA tâm linh của bạn. Mỗi lời tuyên bố đều đã định hình thế giới nội tâm của bạn. Mỗi câu Kinh Thánh đều mang sự sống, quyền năng và sự chữa lành đến những nơi mà bác sĩ không thể nhìn thấy và y học không thể chạm đến.
Hành trình của bạn không kết thúc ở đây.

50 lời tuyên bố này có thể được lặp lại trong 21 ngày… 90 ngày… hoặc thậm chí trở thành một phần cố định trong thói quen chăm sóc sức khỏe tâm linh hàng ngày của bạn. Miễn là bạn còn nói Lời Chúa, Lời Chúa sẽ tiếp tục hoạt động.

Hãy bước đi với sự tự tin—
Không phải bằng sức riêng của bạn, mà bằng sự hiện diện thường trực của Đức Thánh Linh, Đấng sống trong bạn, củng cố bạn và nâng đỡ bạn.

Chúc bạn tiếp tục trải nghiệm:
Sự chữa lành không đảo ngược Sức mạnh không làm suy yếu Sự bình yên không phai nhạt Sự trọn vẹn không sụp đổ

Bạn đã được chữa lành.
Bạn đã trọn vẹn. Bạn đã được đổi mới. Và hành trình đến với sức khỏe thiêng liêng của bạn chỉ mới bắt đầu.

Shalom,

Đại sứ Thứ Hai O. Ogbe ; Đại bàng thần Zacharias ; Tiện nghi Ladi Ogbe

God's Eagle Ministries (GEMs)

Gieo mầm Lời Chúa đến các quốc gia — Hội thánh không có tường, biên giới hay giáo phái

KÊU GỌI HÀNH ĐỘNG

Một sự hợp tác cho mùa gặt

Khi bạn khép lại cuốn sách này, chúng tôi mời bạn tiếp tục hành trình tiến thêm một bước nữa—không chỉ trong cuộc sống của riêng bạn, mà còn trong cuộc sống của vô số tâm hồn trên khắp các quốc gia.

Nếu những thông điệp từ God's Eagle Ministries (GEM) đã củng cố, đánh thức, hoặc định hướng lại tấm lòng bạn, chúng tôi khiêm nhường cầu xin bạn hãy cầu nguyện và cân nhắc việc **hợp tác với chúng tôi vì lợi ích của mùa gặt** .

Thế giới đang khao khát chân lý, hy vọng, và tiếng nói nhẹ nhàng nhưng không thể nhầm lẫn của Chúa Thánh Linh, và cùng nhau, chúng ta có thể đặt những thông điệp này ở nơi cần thiết nhất.

Chúng tôi tin rằng truyền thông không chỉ là công nghệ—mà còn là một **mạng lưới tâm linh** được giăng sâu vào các quốc gia, làng mạc, thành phố và những nơi ẩn dật. Thông qua phim ảnh, video, radio và mục vụ kỹ thuật số, GEM đang tiếp cận những người có thể chưa bao giờ bước chân vào nhà thờ, nhưng tấm lòng họ luôn rộng mở để gặp gỡ Chúa Kitô hằng sống.

Sự hợp tác của bạn giúp chúng tôi:

1. Sản xuất nội dung phim và video tràn đầy tinh thần
Những câu chuyện và bài học chữa lành, truyền cảm hứng và tiết lộ tình yêu của Chúa Jesus theo những cách rõ ràng, dễ hiểu và có thể thay đổi cuộc sống.

2. Phát sóng Phúc Âm trên Đài Phát thanh
Mang Lời Chúa đến các nhà tù, bệnh viện, cộng đồng nông thôn và những nơi xa xôi không có internet—nơi hy vọng khan hiếm và sự thật thì quý giá.

3. Mở rộng các chiến dịch giảng dạy và truyền giáo trên mạng xã hội
Những buổi cầu nguyện, suy ngẫm và giảng dạy hàng ngày giúp củng cố đức tin, khôi phục gia đình và trang bị cho các môn đồ trên toàn cầu.

Tại sao sự hỗ trợ của bạn lại quan trọng

Mỗi thông điệp được truyền tải đều trở thành hạt giống ánh sáng.
Mỗi lời dạy dỗ đều trở thành làn sóng chuyển hóa. Mỗi hành động hào phóng đều trở thành một phần trong mùa gặt toàn cầu của Chúa.
Sự đóng góp của bạn sẽ giúp mục vụ này đến được với những tâm hồn mà chúng ta có thể không bao giờ gặp trên trần gian, nhưng chắc chắn sẽ gặp lại trong cõi vĩnh hằng.
Không có số tiền cố định nào cả—hãy đóng góp theo sự dẫn dắt của Chúa. Mỗi món quà, dù lớn hay nhỏ, đều góp phần vào việc mở rộng Vương quốc.

Để hợp tác hoặc tặng:
PayPal:
https://www.paypal.com/ncp/payment/D6NEFW56KG8LU
Tithe.ly:
https://tithe.ly/give?c=308311

Flutterwave – https://flutterwave.com/d o nate/bbkpkokehxlw

Tất cả các con đường cho đi:
https://www.otakada.org/partnership-giving
Cảm ơn bạn đã sát cánh cùng chúng tôi.
Cảm ơn bạn đã gieo hạt vào mùa gặt. Cảm ơn bạn đã giúp chúng tôi mang thông điệp của Chúa Kitô đến với mọi người.
Nguyện Chúa ban phước cho bạn thật nhiều, gia tăng bạn thật dồi dào, và nhân lên mọi hạt giống bạn gieo vì vinh quang của Ngài.
Nhân danh Chúa Giê-su, Amen.

—Đại sứ Thứ Hai O. Ogbe , Zacharias Godseagle ; Tiện nghi Ladi Ogbe
Người sáng lập, God's Eagle Ministries (GEM)
www.otakada.org

Làm thế nào để được tái sinh và bắt đầu một cuộc sống mới với Chúa Kitô

Có thể bạn đã từng đồng hành cùng Chúa Giê-su, hoặc có thể bạn chỉ vừa mới gặp Ngài trong 40 ngày này. Nhưng ngay lúc này, có điều gì đó bên trong bạn đang trỗi dậy.
Bạn đã sẵn sàng cho nhiều thứ hơn là tôn giáo.
Bạn đã sẵn sàng cho **một mối quan hệ** .
Bạn đã sẵn sàng để nói: "Chúa Giê-su ơi, con cần Ngài."
Sự thật là:
"Vì mọi người đều đã phạm tội; chúng ta thảy đều thiếu mất tiêu chuẩn vinh quang của Đức Chúa Trời… nhưng Đức Chúa Trời, trong ân điển của Ngài, đã khiến chúng ta trở nên công chính trước mặt Ngài cách nhưng không."
— Rô-ma 3:23–24 (Bản Dịch Mới)
Bạn không thể tự cứu mình.
Bạn không thể sửa đổi bản thân. Nhưng Chúa Giê-su đã trả giá đầy đủ — và Ngài đang chờ đợi để chào đón bạn trở về nhà.
Làm thế nào để được tái sinh
Được tái sinh có nghĩa là đầu phục cuộc đời bạn cho Chúa Giê-su — chấp nhận sự tha thứ của Ngài, tin rằng Ngài đã chết và sống lại, và tiếp nhận Ngài làm Chúa và Cứu Chúa của bạn.
Thật đơn giản. Thật mạnh mẽ. Nó thay đổi mọi thứ.
Hãy cầu nguyện lớn tiếng:
"Lạy Chúa Jêsus, con tin Ngài là Con Đức Chúa Trời. Con tin Ngài đã chết vì tội lỗi con và đã sống lại. Con thú nhận rằng con đã phạm tội và con cần sự tha thứ của Ngài. Hôm nay, con ăn năn và từ bỏ đường lối cũ. Con mời Ngài ngự vào đời sống con để làm Chúa và

Cứu Chúa của con. Xin hãy rửa sạch con. Xin đổ đầy Thánh Linh Ngài vào con. Con tuyên bố rằng con đã được tái sinh, được tha thứ và được tự do. Từ nay trở đi, con sẽ theo Ngài — và con sẽ sống theo bước chân Ngài. Cảm tạ Ngài đã cứu con. Nhân danh Chúa Jêsus, A-men."

Những bước tiếp theo sau khi được cứu rỗi

1. **Nói với ai đó** – Chia sẻ quyết định của bạn với một người có đức tin mà bạn tin tưởng.
2. **Tìm một Hội Thánh dựa trên Kinh Thánh** – Tham gia một cộng đồng dạy và sống Lời Chúa. Truy cập các mục vụ của God's Eagle trực tuyến qua https://www.otakada.org hoặc https://chat.whatsapp.com/H67spSun32DDTma8TLh0ov
3. **Làm lễ rửa tội** – Thực hiện bước tiếp theo để công khai tuyên bố đức tin của bạn.
4. **Đọc Kinh Thánh hằng ngày** – Bắt đầu với Phúc Âm theo Thánh Gioan.
5. **Cầu nguyện mỗi ngày** – Hãy nói chuyện với Chúa như một người bạn và một người Cha.
6. **Giữ kết nối** – Hãy ở bên những người khuyến khích bạn theo đuổi con đường mới.
7. **Bắt đầu quá trình môn đồ hóa trong cộng đồng** – Phát triển mối quan hệ một-một với Chúa Jesus Christ thông qua các liên kết này

Chương trình môn đồ hóa 40 ngày 1 - https://www.otakada.org/get-free-40-days-online-discipleship-course-in-a-journey-with-jesus/

40 Đệ tử 2 - https://www.otakada.org/get-free-40-days-dna-of-discipleship-journey-with-jesus-series-2/

Khoảnh khắc cứu rỗi của tôi
Ngày : ________________________

Chữ ký : ____________________

"Nếu ai ở trong Đấng Christ, người ấy là người dựng nên mới; những gì cũ đã qua đi, nầy mọi sự đều trở nên mới!"
— 2 Cô-rinh-tô 5:17

Giấy chứng nhận cuộc sống mới trong Chúa Kitô

Tuyên bố Cứu rỗi – Tái sinh bởi Ân điển

Điều này chứng nhận rằng

____

(Họ và tên đầy đủ)

đã công khai tuyên bố **đức tin vào Chúa Giê-su Christ** là Chúa và Cứu Chúa và đã nhận được món quà cứu rỗi miễn phí qua sự chết và sự phục sinh của Ngài.

"Nếu anh em công khai tuyên xưng Đức Chúa Jêsus là Chúa và tin trong lòng rằng Đức Chúa Trời đã khiến Ngài từ cõi chết sống lại, thì anh em sẽ được cứu."

— Rô-ma 10:9 (Bản Dịch Mới)

Vào ngày này, thiên đàng hân hoan và một hành trình mới bắt đầu.

Ngày quyết định : __________________________

Chữ ký : __________________________________

Tuyên bố cứu rỗi

"Hôm nay, tôi dâng hiến cuộc đời mình cho Chúa Giê-su Christ.

Tôi tin Ngài đã chết vì tội lỗi tôi và đã sống lại. Tôi xin nhận Ngài làm Chúa và Cứu Chúa của tôi. Tôi được tha thứ, được tái sinh và được đổi mới. Từ giờ phút này trở đi, tôi sẽ bước theo dấu chân Ngài."

Chào mừng đến với Gia đình của Chúa!

Tên của bạn đã được ghi trong Sách Sự Sống của Chiên Con.

Câu chuyện của bạn chỉ mới bắt đầu — và nó là vĩnh cửu.

KẾT NỐI VỚI GOD'S EAGLE MINISTRIES

- Trang web: www.otakada.org
- Chuỗi bài viết về Sự giàu có vượt qua lo lắng: www.wealthbeyondworryseries.com
- Email: ambassador@otakada.org

- **Hỗ trợ công việc này:**

Hỗ trợ các dự án, sứ mệnh của vương quốc và các nguồn tài nguyên toàn cầu miễn phí thông qua việc đóng góp theo giao ước.

Quét mã QR để quyên góp

https://tithe.ly/give?c=308311

Sự hào phóng của bạn giúp chúng tôi tiếp cận nhiều tâm hồn hơn, chuyển giao tài nguyên, hỗ trợ các nhà truyền giáo và xây dựng hệ thống môn đồ hóa trên toàn cầu. Cảm ơn bạn!

Tiểu sử tác giả

Zacharias Godseagle

Tác giả • Giáo viên • Nhà lãnh đạo có tầm nhìn xa
Zacharias Godseagle là một giáo viên Lời Chúa đầy nhiệt huyết và là tiếng nói sáng suốt của Thân thể Đấng Christ. Mang trong mình ân sủng đặc biệt về sự thấu hiểu tâm linh, Zacharias phục vụ với sự minh mẫn, chiều sâu tiên tri, và một khát khao cháy bỏng được thấy các tín hữu bước đi trong sự tinh sạch, tin kính và đầu phục Đấng Christ cách chân thành.
Là một cộng tác viên trong công việc của God's Eagle Ministries (GEM), ông đóng vai trò quan trọng trong việc định hình nội dung môn đồ hóa, soi sáng Kinh Thánh, và hoạt động truyền thông tiếp cận cuộc sống trên khắp các ranh giới kỹ thuật số và vật lý. Các bài viết của ông tập trung vào sự biến đổi bên trong, sự vâng phục, và sự phục hồi Đấng Christ trên ngai vàng trong lòng người tin Chúa.
Zacharias được thúc đẩy bởi một niềm tin giản đơn: **khi trái tim đồng điệu, vận mệnh sẽ đến.**
Anh tiếp tục truyền cảm hứng cho khán giả toàn cầu thông qua hoạt động giảng dạy, cố vấn và các dự án sáng tạo tràn đầy Thánh Linh.

Đại sứ Monday O. Ogbe

Tác giả • Nhà truyền giáo • Người sáng lập, God's Eagle Ministries (GEM)
Đại sứ Monday Oreojo Ogwuojo Ogbe là người sáng lập **God's Eagle Ministries (GEM)** — một sứ mệnh toàn cầu

với sứ mệnh "kết nối mọi người với Chúa thông qua Lời Ngài". Được biết đến với niềm đam mê mãnh liệt với chân lý, khả năng kể chuyện đầy cảm xúc và lời dạy tiên tri, ông phục vụ trên khắp các quốc gia thông qua việc viết lách, phát thanh podcast, làm phim, truyền giáo kỹ thuật số và truyền bá Phúc âm.

Với nền tảng về lãnh đạo, truyền thông và truyền giáo, Đại sứ Monday mang trong mình sự xức dầu xuyên văn hóa, vang vọng từ Châu Phi đến Châu Á, Châu Mỹ, Châu Âu và Trung Đông. Những lời dạy của ông đối mặt với những cuộc chiến thầm kín trong lòng người tin Chúa—lòng tham lam, đấu tranh với bản sắc, sự tự mãn về mặt tâm linh, và sự xói mòn tinh tế trong mối quan hệ mật thiết với Chúa.

Ông là tác giả của nhiều bài giảng đạo, bộ sách và bài giảng đa phương tiện tiếp cận hàng triệu người thông qua otakada.org và các nền tảng kỹ thuật số của GEM.

Thông điệp cuộc đời của ông giản dị nhưng sâu sắc:

"Khi Chúa Kitô ngự trị ở trung tâm, mọi thứ khác đều trở nên xứng đáng."

Comfort Ladi Ogbe

Tác giả • Người cầu thay • Người đồng công trong chức vụ

Comfort Ladi Ogbe là một nhà văn, người cầu thay và cộng tác viên trong sứ mệnh Vương quốc của God's Eagle Ministries. Với lòng trắc ẩn, sự sáng suốt và tinh thần nuôi dưỡng, cô mang đến chiều sâu cảm xúc và nền tảng tâm linh cho mọi dự án mà cô thực hiện.

Những đóng góp của bà - thường diễn ra sau hậu trường - mang theo hương thơm của sự khiêm nhường, khôn ngoan và chữa lành. Bà an ủi mọi người qua việc tư vấn, cầu

nguyện, làm môn đồ và hợp tác sáng tạo, đặc biệt là trong các công việc nhấn mạnh đến việc phục hồi gia đình, trưởng thành về mặt tâm linh và biến đổi tấm lòng.
Với tư cách là một tác giả, bà viết từ kinh nghiệm sống và niềm tin tâm linh, mang đến cho độc giả sự sáng suốt, an ủi và khích lệ để theo đuổi sự trọn vẹn trong Chúa Kitô. Comfort cam kết giúp các tín đồ trải nghiệm Chúa không chỉ trong kiến thức mà còn trong cuộc sống hàng ngày—nơi trái tim học cách tin cậy, đầu hàng và phát triển.

Trang tác giả:
https://www.amazon.com/stores/Zacharias-Godseagle/author/B0FCZ89D4K

SÁCH & TÀI NGUYÊN ĐƯỢC ĐỀ XUẤT

Ngôi báu của trái tim – 12 trận chiến chúng ta phải thắng

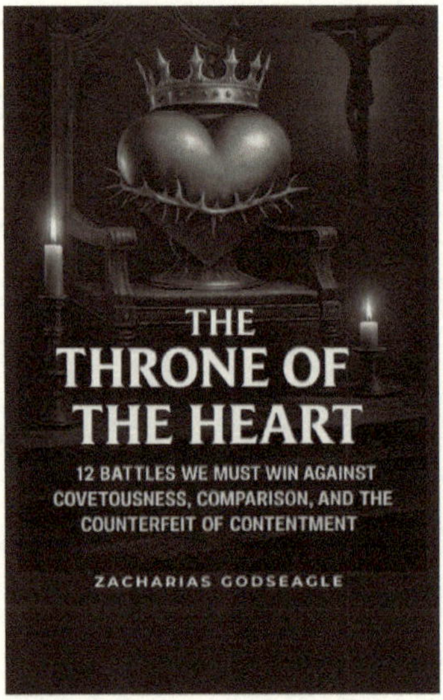

Sách điện tử Amazon -
https://www.amazon.com/THRONE-HEART-COVETOUSNESS-Counterfeit-CONTENTMENT-ebook/dp/B0G4SPFRY7

Sách bìa mềm của Amazon -
https://www.amazon.com/THRONE-HEART-COVETOUSNESS-Counterfeit-CONTENTMENT/dp/B0G4TKW1ND

Sách bìa mềm từ Ingramspark -
https://shop.ingramspark.com/b/084?params=a75LJXtvvI63VnzeQPleQTkAJWfu8CPQV6l5Oe31D80

4 trong 1 Bài giảng của Zacharias Godseagle có liên kết âm thanh –

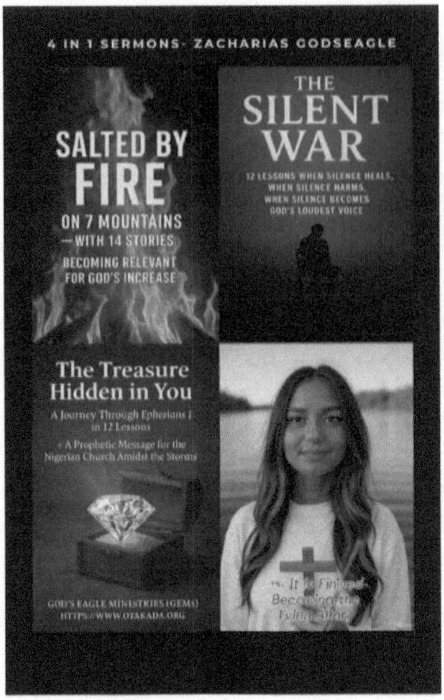

sách điện tử Amazon - https://www.amazon.com/Sermons-Zacharias-Godseagle-Audio-links-ebook/dp/B0G4XCH4TW

Sách bìa mềm của Amazon - https://www.amazon.com/Sermons-Zacharias-Godseagle-Audio-links/dp/B0G4TK4XGT

Liên kết Spark Ingram bìa mềm - https://shop.ingramspark.com/b/084?params=nK2JERskkbhdAOSNseTUNRhaCFqUPZuhB4uYfqrXvGb

MÃ HÀNH HƯƠNG: AI thức tỉnh

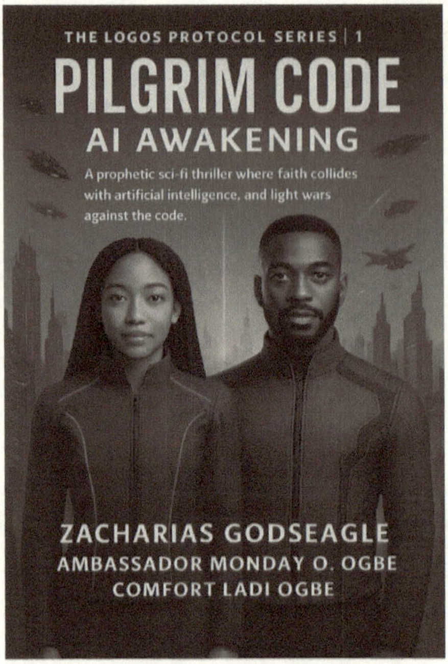

Sách điện tử - https://www.amazon.com/Logos-Protocol-Awakening-artificial-intelligence-ebook/dp/B0FXNQFSWZ

Bìa mềm - https://www.amazon.com/Logos-Protocol-Awakening-artificial-intelligence/dp/B0FXNGR66D

Bìa cứng - https://www.amazon.com/Logos-Protocol-Awakening-artificial-intelligence/dp/B0FZNTQR6Y

Bìa mềm Ingramspark - https://shop.ingramspark.com/b/084?params=QkK4aNYTYO9U5z9uOkdHgc7Ue1eGDLqbb1tz9WRPaSk

Tại sao sự giải thoát thất bại - và cách ngọn lửa của Chúa phục hồi tâm hồn: 40 lời tuyên bố hàng ngày cho sự giải thoát toàn diện

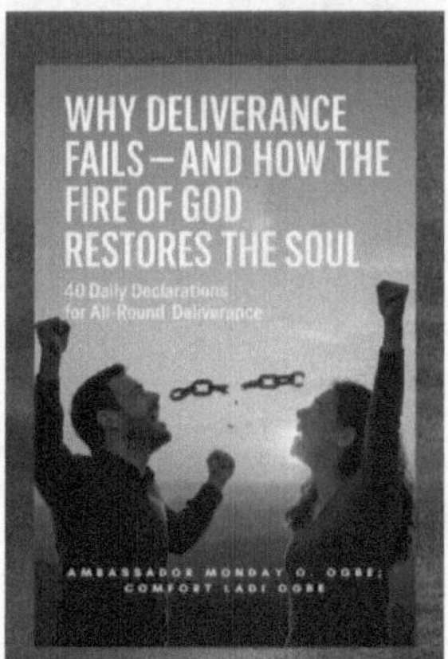

Sách điện tử - https://www.amazon.com/Why-Deliverance-Fails-Declarations-All-Round-ebook/dp/B0FW74L4G4

Bìa mềm - https://www.amazon.com/Why-Deliverance-Fails-Declarations-All-Round/dp/B0FWB3LXRM

Được cứu nhưng lạc lối – Người cải đạo không được dạy dỗ – được dịch sang 25 ngôn ngữ

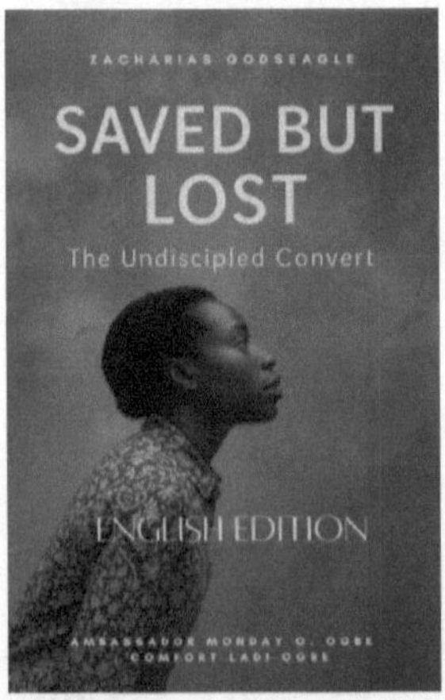

Bìa mềm

https://shop.ingramspark.com/b/084?params=iYNB6S3PLMfREpm0jMM15bMe3BvWlkjcYyLYnHVGAds

Sách điện tử - https://www.amazon.com/SAVED-BUT-LOST-UNDISCIPLED-heartbreak-ebook/dp/B0FVJ29DF7

7 NGÀY CHIẾN TRANH TÂM LINH & PHỤC HỒI - đây là Phần 1

Trói buộc kẻ thù, trả lại bảy mũi tên và khôi phục vận mệnh của bạn

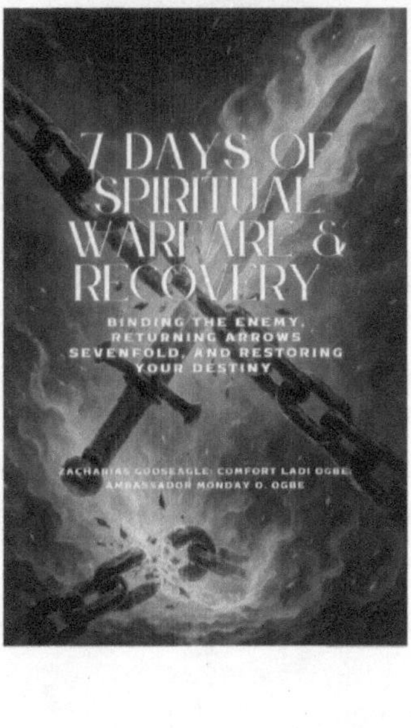

https://shop.ingramspark.com/b/084?params=8mPzqU173Ex7uPyeO7ydyt8EGkkB6u2gX1jZvWU8j1C

Liên kết sách điện tử -
https://www.amazon.com/DAYS-SPIRITUAL-WARFARE-RECOVERY-Returning-ebook/dp/B0FMPJM5KZ

7 NGÀY CHIẾN TRANH & PHỤC HỒI TÂM LINH - Phần 2 - Ấn chứng chiến thắng, phá vỡ sự gian ác trong gia đình và bảo vệ vận mệnh được phục hồi của bạn

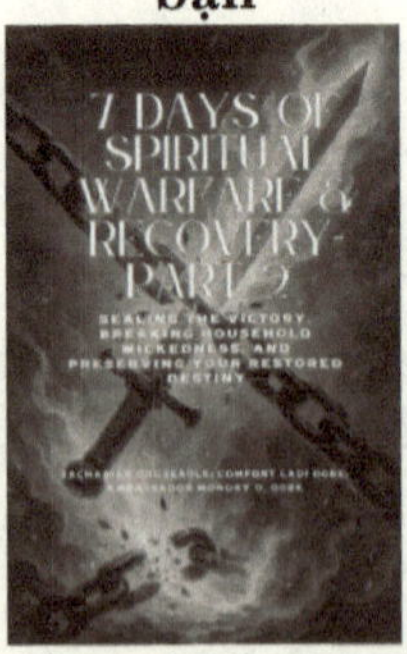

Bìa mềm -
https://shop.ingramspark.com/b/084?params=LkpNmGSsApHhWhiSO7bW3wFmcXQKIO4ZEBeSbP5rL1S

Sách điện tử - https://www.amazon.com/DAYS-SPIRITUAL-WARFARE-RECOVERY-Wickedness-ebook/dp/B0FR9YCMY8

TỪ BÓNG TỐI ĐẾN QUYỀN THỐNG TRỊ: 40 ngày để thoát khỏi sự kìm kẹp của bóng tối

–

Một sự sùng kính toàn cầu về nhận thức, giải thoát và sức mạnh - Dành cho các cá nhân, gia đình và quốc gia sẵn sàng được tự do

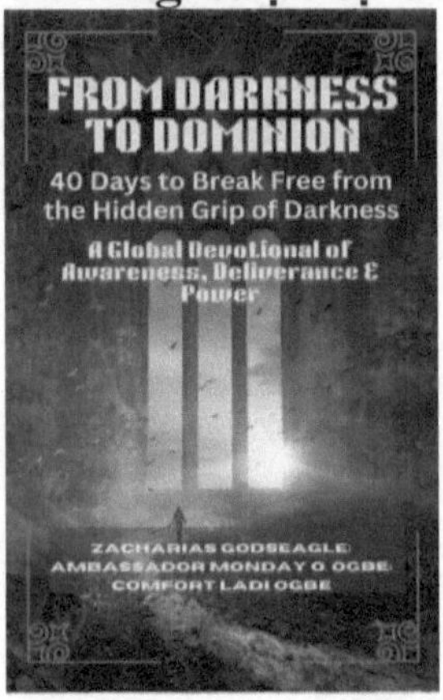

Bìa mềm

https://shop.ingramspark.com/b/084?params=aVgp21QfwJxNANkfMxIQ0yejuFCVY12KFr978SRkZUD

Amazon - https://www.amazon.com/DARKNESS-DOMINION-Devotional-Awareness-Deliverance-ebook/dp/B0FLDH2Y67

- *Giải thoát khỏi quyền lực bóng tối* **(Bìa mềm)** — Mua tại đây | Sách điện tử trên Amazon

    - **Đánh giá hàng đầu từ Hoa Kỳ:**
        - **Khách hàng Kindle** : "Cuốn sách Cơ đốc giáo hay nhất từ trước đến nay!" (5 sao)

Ngợi khen Chúa Giê-su vì lời chứng này. Tôi đã được ban phước rất nhiều và muốn giới thiệu cho mọi người đọc cuốn sách này... Vì tiền công của tội lỗi là sự chết, nhưng ân điển của Đức Chúa Trời là sự sống đời đời. Shalom! Shalom!

- **Da Gster** : "Đây là một cuốn sách rất thú vị và khá kỳ lạ." (5 sao)

Nếu những gì được nói trong sách là đúng thì chúng ta thực sự đang tụt hậu rất xa so với những gì kẻ thù có thể làm! ... Đây là điều cần thiết cho bất kỳ ai muốn tìm hiểu về chiến tranh tâm linh.

- **Visa** : "Tôi thích cuốn sách này" (5 sao)

Đây là một sự thật mở mang tầm mắt... một lời thú nhận chân thành... Gần đây tôi đã tìm kiếm nó khắp nơi để mua. Thật vui khi mua được nó trên Amazon.

- **FrankJM** : "Khá khác biệt" (4 sao)

Cuốn sách này nhắc tôi nhớ về cuộc chiến tâm linh thực sự. Nó cũng gợi nhớ đến lý do cần phải mặc lấy "Toàn bộ Giáp Trụ của Đức Chúa Trời".

- **JenJen** : "Tất cả những ai muốn lên Thiên đường hãy đọc bài này!" (5 sao)

Cuốn sách này đã thay đổi cuộc đời tôi rất nhiều. Cùng với lời chứng của John Ramirez, nó sẽ khiến bạn nhìn nhận đức tin của mình theo một cách khác. Tôi đã đọc nó 6 lần rồi!

- *Cựu tín đồ Satan: The James Exchange* (Bìa mềm) — Mua tại đây | Sách điện tử trên Amazon

- ***LỜI CHỨNG CỦA MỘT NGƯỜI PHI CŨ THEO ĐỒNG TÔN GIÁO SATAN** - Mục sư JONAS LUKUNTU MPALA* (Bìa mềm) — Mua tại đây | Sách điện tử trên Amazon

- *Greater Exploits 14* (Bìa mềm) — Mua tại đây | Sách điện tử trên Amazon

- *Out of the Devil's Cauldron* của John Ramirez — Có sẵn trên Amazon
- *Ngài Đến Để Giải Thoát Những Kẻ Bị Tù* của Rebecca Brown — Tìm trên Amazon

Các cuốn sách khác do tác giả xuất bản – Hơn 1000 đầu sách

Được yêu thương, được chọn lựa và trọn vẹn : Hành trình 30 ngày từ sự từ chối đến **sự phục hồi** được dịch sang 40 ngôn ngữ trên thế giới

https://www.amazon.com/Loved-Chosen-Whole-Rejection-Restoration-ebook/dp/B0F9VSD8WL

https://shop.ingramspark.com/b/084?params=xga0WR16muFUwCoeMUBHQ6HwYjddLGpugQHb3DVa5hE

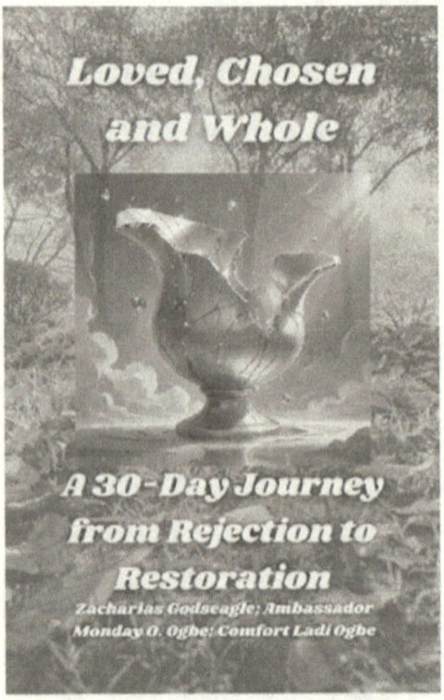

Theo Bước Chân Ngài — Thử Thách WWJD 40 Ngày: Sống như Chúa Jesus trong những câu chuyện có thật trên khắp thế giới

https://www.amazon.com/His-Steps-Challenge-Real-Life-Stories-ebook/dp/B0FCYTL5MG

https://shop.ingramspark.com/b/084?params=DuNTWS59IbkvSKtGFbCbEFdv3Zg0FaITUEvlK49yLzB

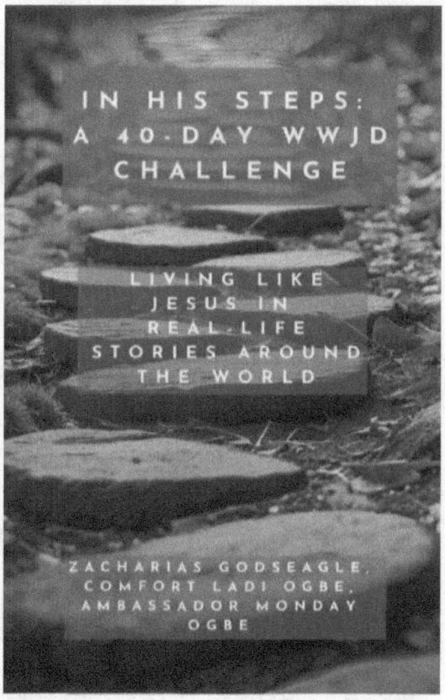

CHÚA GIÊSU Ở CỬA:
40 Câu chuyện đau lòng và Lời cảnh báo cuối cùng của Thiên đàng dành cho các nhà thờ NGÀY NAY
https://www.amazon.com/dp/B0FDX31L9F

https://shop.ingramspark.com/b/084?params=TpdA5j8WPvw83glJ12N1B3nf8LQte2a1lIEy32bHcGg

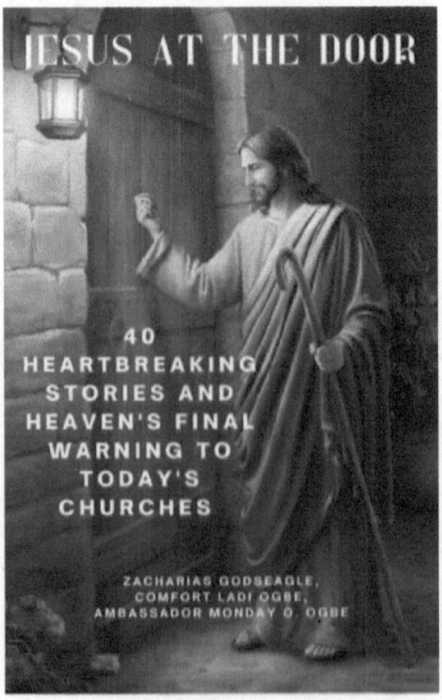

ĐỜI SỐNG GIAO ƯỚC: 40 Ngày Bước Đi Trong Phước Lành của Phục Truyền Luật Lệ Ký 28

- https://www.amazon.com/dp/B0FFJCLDB5

Những câu chuyện từ những con người thực, sự vâng lời thực và sự

https://shop.ingramspark.com/b/084?params=bH3pzfz1zdCOLpbs7tZYJNYgGcYfU32VMz3J3a4e2Qt

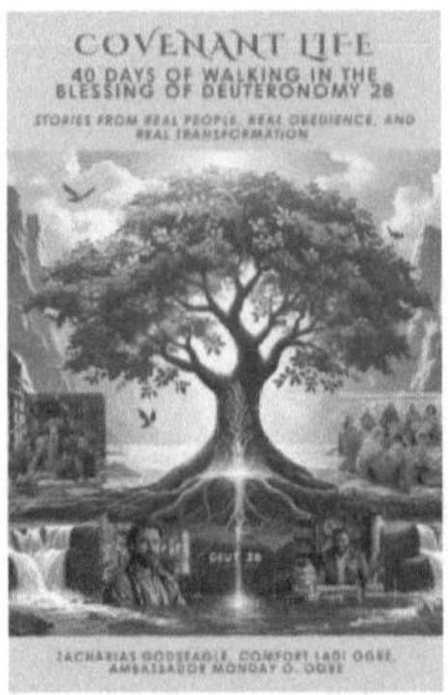

Chuyển đổi trên 20 ngôn ngữ

BIẾT CÔ ẤY & BIẾT ANH ẤY:
40 ngày để chữa lành, thấu hiểu và có được tình yêu bền vững

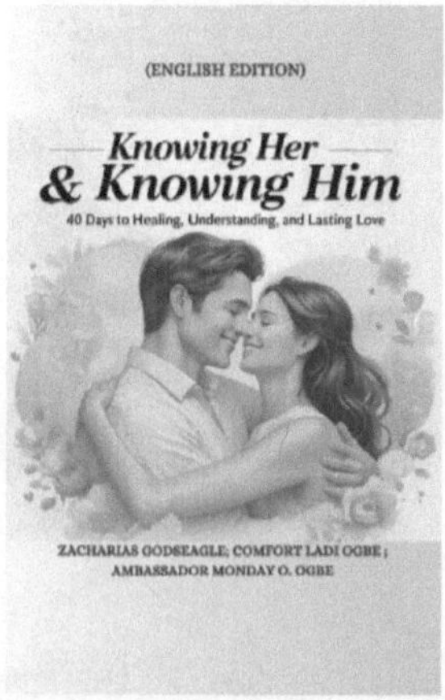

https://www.amazon.com/KNOWING-HER-HIM-Healing-Understanding-ebook/dp/B0FGC4V3D9

https://shop.ingramspark.com/b/084?params=vC6KCLoI7Nnum24BVmBtSme9i6k59p3oynaZOY4B9Rd

HOÀN CHỈNH, KHÔNG CẠNH TRANH:
Hành trình 40 ngày hướng tới mục đích, sự đoàn kết và hợp tác

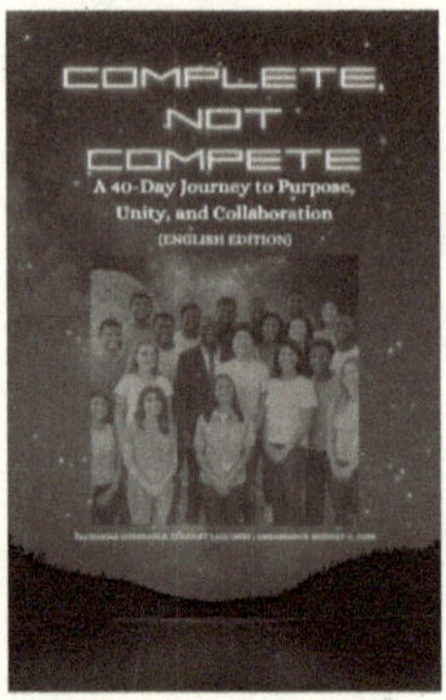

https://shop.ingramspark.com/b/084?params=5E4v1tHgeTqOOuEtfTYUzZDzLyXLee30cqYo0Ov9941

https://www.amazon.com/COMPLETE-NOT-COMPETE-Journey-Collaboration-ebook/dp/B0FGGL1XSQ/

MÃ SỐ SỨC KHỎE THIÊNG LIÊNG - 40 Chìa khóa hàng ngày để kích hoạt sự chữa lành thông qua Lời Chúa và sự sáng tạo Mở khóa sức mạnh chữa lành của thực vật, lời cầu nguyện và hành động tiên tri

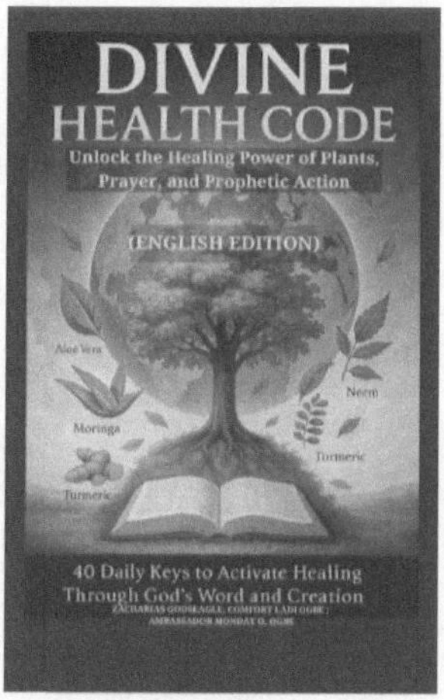

https://shop.ingramspark.com/b/084?params=xkZMrYcEHnrJDhe1wuHHYixZDViiArCeJ6PbNMTbTux

https://www.amazon.com/dp/B0FHJT42TK

Bạn có thể tìm thấy những cuốn sách khác trên trang tác giả https://www.amazon.com/stores/Ambassador-Monday-O.-Ogbe/author/B07MSBPFNX

www.ingramcontent.com/pod-product-compliance
Lightning Source LLC
LaVergne TN
LVHW040441051026
849517LV00002B/705

* 9 7 9 8 2 9 5 4 6 1 2 3 1 *